JN292009

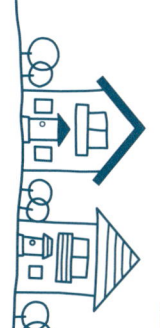

ADHD, LD, HFPDD, 軽度MR児

保健指導マニュアル

ちょっと気になる子どもたちへの贈りもの

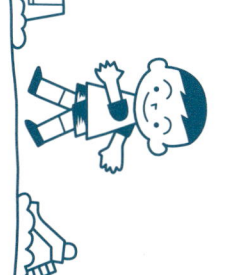

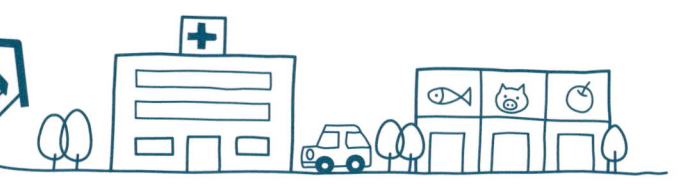

編著 小枝達也
著　 加我牧子
　　 杉山登志郎
　　 橋本俊顕
　　 原　仁
　　 宮本信也

診断と治療社

はじめに

　本書は，発達につまずきのある子どものなかで，比較的軽度と考えられている発達障害の幼児および学童を対象としています．具体的には，
　（１）注意欠陥多動性障害（attention-deficit/hyperactivity disorder；ADHD）
　（２）学習障害（learning disorder；LD）
　（３）高機能広汎性発達障害（high functioning pervasive developmental disorder；HFPDD）
　（４）軽度精神遅滞（mental retardation，軽度 MR）
の４つのグループの子どもたちが該当します．

　これらの子どもたちの多くは，幼児期の中頃から集団生活のなかにおいてさまざまな困難を示してきますが，保健指導上で必要となる「適切な見方とかかわり方」を解説した本や冊子が，これまでみあたりませんでした．今，保育所や幼稚園では「いったいどうしたらいいのだろうか」という途方にくれた切実な声があがっています．母子保健に携わる保健師や心理指導員からも，「子どもたちをどのようにとらえて，どのような指導したらいいのかわからない」という相談が相次いでいます．本書はこのニーズに対応することを目的としています．

　加えてこれらの子どもたちは，学童期にさまざまな問題を呈してきます．その問題の多くは，「適切な見方とかかわり方」を知らないがゆえに発生している二次的な不適応です．本書のもう一つの目的は，この二次的不適応の予防にあります．そのために学校の養護教諭あるいはカウンセラーの方々にとっても重要な情報が盛り込まれています．

　本書の活用によって，これら軽度の発達障害児が正しく理解され，適切な支援を受けることによって，学校や社会に適応し，健やかで，幸せな，心豊かな人生を送ることができることを切に望んでいます．

　　平成 14 年 6 月

小枝達也

Contents

I 軽度の発達障害について　　　　　　　　　小枝　達也

II 軽度の発達障害；概論

　1　ADHD　　　　　　　　　　　　　　　　橋本　俊顕　　8
　2　LD　　　　　　　　　　　　　　　　　　加我　牧子　　16
　3　HFPDD　　　　　　　　　　　　　　　　杉山登志郎　　22
　4　軽度MR　　　　　　　　　　　　　　　　原　　仁　　　27

III 気になる問題点とアドバイス

　1　言葉の問題　　　　　　　　　　　　　　小枝　達也　　34
　2　パニック，かんしゃくを起こしやすい　　小枝　達也　　38
　3　落ち着きがない　　　　　　　　　　　　橋本　俊顕　　42
　4　友達に乱暴する，動物をいじめる　　　　橋本　俊顕　　46
　5　いうことを聞かない，指示が入りにくい　加我　牧子　　50
　6　こだわりが強い　　　　　　　　　　　　加我　牧子　　54
　7　一人遊びを好み，友達と遊べない　　　　宮本　信也　　58
　8　不安が強く，場なれが悪い　　　　　　　宮本　信也　　62
　9　呼んでも反応しない　　　　　　　　　　原　　仁　　　66
　10　不器用である　　　　　　　　　　　　　原　　仁　　　70
　11　親から離れにくい，親がいなくても平気　杉山登志郎　　76

| | 12 | 偏食がひどい | 杉山登志郎 | **82** |

IV 症例から学ぶ保健指導のエッセンス

- 1 幼児編
    - ADHD　　　　　　　　　　　　　　　小枝　達也　**86**
    - LD　　　　　　　　　　　　　　　　加我　牧子　**95**
    - HFPDD　　　　　　　　　　　　　　宮本　信也　**103**
    - 軽度MR　　　　　　　　　　　　　　宮本　信也　**111**
- 2 学童編
    - ADHD　　　　　　　　　　　　　　　橋本　俊顕　**119**
    - LD　　　　　　　　　　　　　　　　原　　仁　**128**
    - HFPDD　　　　　　　　　　　　　　杉山登志郎　**135**
    - 軽度MR　　　　　　　　　　　　　　小枝　達也　**143**

付　録

参考図書　　　　　　　　　　　　　　　　　小枝　達也　**152**
診断基準　　　　　　　　　　　　　　　　　小枝　達也　**154**

索　引　　　　　　　　　　　　　　　　　　　　　　　　**161**
著者紹介　　　　　　　　　　　　　　　　　　　　　　　**164**

I 軽度の発達障害について

ADHD, LD, HFPDD, 軽度 MR

軽度の発達障害とは

本書は，発達につまずきのある子どものなかで，比較的軽度と考えられている発達障害の幼児および学童を対象としています．具体的には表1に示した4つになります．精神医学的な定義に従えば，ADHDは発達障害には含まれず，行動の障害に該当します．しかし，保健指導上は，ほかの発達障害と何ら変わることがありません．したがって，本書ではこれら4つを軽度の発達障害として扱うことにしました．

ADHDとは，年齢や発達状況に照らし合わせてみて，落ち着きのなさが目立ち，衝動的な行動をとったりするものをいいます．LDとは，知的発達には遅れがないにもかかわらず，いわゆる読み・書き・計算を中心とした学習に遅れがあるものです．HFPDDとは，知的発達に遅れのない自閉症や，アスペルガー症候群をさします．軽度MRとは，知的な発達に軽い遅れが認められ，かつ適応行動にも問題が生じている場合をさします．

各々の発達障害についての説明は「II 軽度の発達障害；概論」(p.8) にくわしく記載してありますので参照してください．

軽度発達遅滞との違いについて

これまでの乳幼児健診は，発育状況や発達状況を中心に行われてきました．身長，体重，頭囲などを測定し，内科的診察を行うことによって，栄養

表1　軽度の発達障害

（1）注意欠陥多動性障害：ADHD
（2）学習障害：LD
（3）高機能広汎性発達障害：HFPDD
（4）軽度精神遅滞：軽度MR

状態をみたり，小児内科的疾患の早期発見，さらには適切な養育が行われているかまでみわたすことができます．加えて運動発達や知的発達の状況をみることで，脳原性運動障害（いわゆる脳性麻痺）や筋疾患，そして精神遅滞を中心とする発達障害の早期発見が可能となっています．軽度の発達遅滞とは，この運動発達や知的発達が軽く遅れているというものです．こうした軽度の発達遅滞幼児の多くは，就学前後の年齢になると，軽度MRあるいは知的に境界域（知能指数で70〜85）であることがわかってきます．つまり，現在の乳幼児健診で，軽く発達が遅れていることを指摘するということは，軽度MRを予見的に指摘するということなのです．

ですから，現行の乳幼児健診では，上述した4つのうちで，軽度MRの一部のみにかかわることしかできていません．それ以外のADHDやLD，HFPDDについては，幼児期に予見的に指摘しかかわることができていないのです．

その理由は，幼児の発達をみる視点にあります．知的発達は良好なのに，なぜあまりにも落ち着きがないのか（ADHD），なぜ読み書きや計算が苦手なのか（LD），なぜ友達と上手にかかわれないのか（HFPDD）．こうした疑問に答えるには，それぞれの発達障害に特有の問題点を把握することが必要なのです．

図1を見てください．軽度MRは知的発達と適応能力という2つの軸でみていきます．同じく，ADHDでは行動発達，LDでは認知発達の歪み，HFPDDではコミュニケーションの発達という軸と適応能力との関係においてみていくことが必要なのです．

しかし，これまでは全般的な知的発達が重要視され，その視点から推測しようとしてきたのです．これは，体重で身長を推測しようとするようなものです．あるいは身長から年齢を推測することと同じです．体重，身長，年齢は，それぞれがかなり相関しますから，ある程度は当たるでしょう．でも，

I 軽度の発達障害について

```
        軽度 MR                    ADHD
   適                         適
   応                         応
   能                         能
   力                         力
        知的発達                    行動発達

         LD                      HFPDD
   適                         適
   応                         応
   能                         能
   力                         力
       認知発達の歪み              コミュニケーション
                                  の発達
```

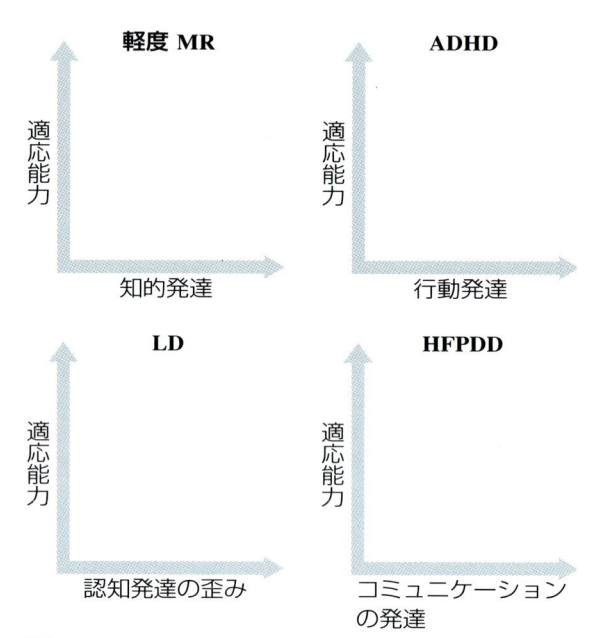

図1　軽度の発達障害をみるために必要な2つの軸

はずれることも少なくありません．推測に頼らず体重は〇〇kgで，身長は〇〇cmで，年齢は〇〇歳で，それぞれはかることが基本なのです．同じように軽度の発達障害に幼児期からかかわるには，特性に応じた軸でみることが求められるのです．

軽度の発達障害にかかわる問題点

図2に軽度の発達障害児がどのような経過をとることが多いか，そして保健・医療側にはどのような問題点があるかをまとめました．

まず，幼児期にはみのがされてしまっていることが多いという問題があります．乳幼児健診という観点からみると，表1に示した4つは，3歳児健診で問題点を指摘されることが少ないという特性があります．それは，抱えて

I 軽度の発達障害について

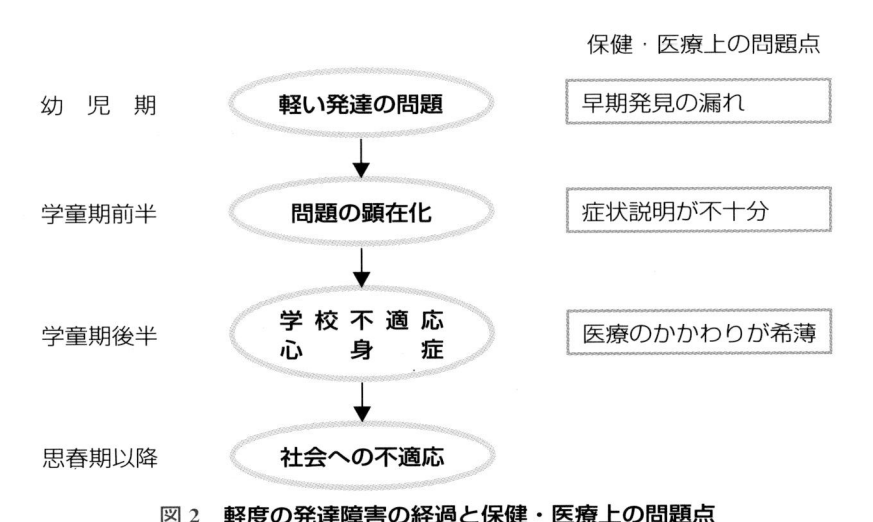

		保健・医療上の問題点
幼児期	軽い発達の問題	早期発見の漏れ
学童期前半	問題の顕在化	症状説明が不十分
学童期後半	学校不適応 心身症	医療のかかわりが希薄
思春期以降	社会への不適応	

図2　軽度の発達障害の経過と保健・医療上の問題点

いる問題が軽微だからではありません．年齢的に，まだ問題点がみえていないだけなのです．

3歳児健診のあと，保育所や幼稚園あるいは小学校で集団生活をするようになると，急激におのおのの発達障害に起因するさまざまな問題点が指摘されるようになります．

そして，発達障害に起因する問題であるという認識が保護者，指導者の双方に欠落したまま時を重ねてしまい，二次的な適応障害を引き起こすという残念な結果になっていることも少なくありません．本書は，この解決を目指すために作成されました．

本書の目指すもの

上述しましたが，軽度の発達障害児では，学童期に問題が顕著になってきます．発達障害であるという認識を欠いた状態では，さまざまな問題点が解決されないままに時間が経過します．そして心身症や学校不適応，社会不適

I 軽度の発達障害について

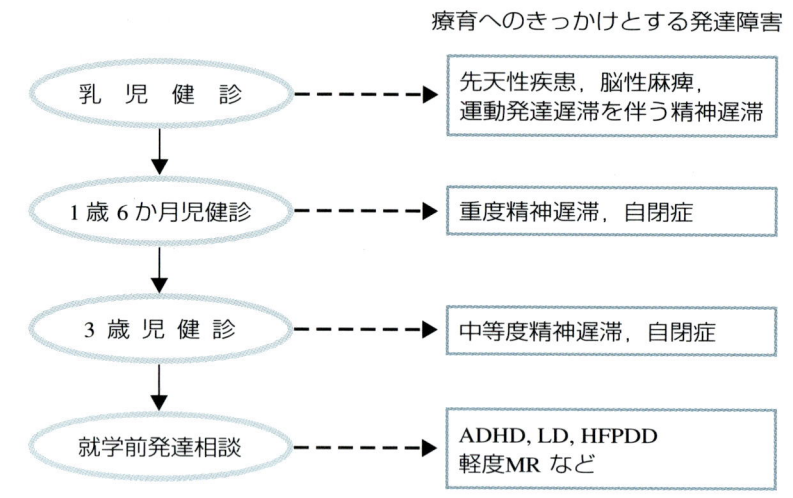

療育へのきっかけとする発達障害

```
乳児健診  ────→  先天性疾患，脳性麻痺，
                 運動発達遅滞を伴う精神遅滞
   ↓
1歳6か月児健診 ──→  重度精神遅滞，自閉症
   ↓
3歳児健診  ────→  中等度精神遅滞，自閉症
   ↓
就学前発達相談 ──→  ADHD, LD, HFPDD
                   軽度MR など
```

図3 軽度の発達障害を取り入れた乳幼児健診システム

応などの二次的な不適応へと進展していきます．本書の目指すものはこの予防です．図3にその予防を実現するための方策を1つ提案しました．3歳児健診以降から小学校に入学するまでの間に，たとえば5歳前後で発達相談が行われるならば，軽度の発達障害児の二次的な不適応を大幅に減らすことができると考えています．本書は，いわばその発達相談で使用されるための手引き書でもあります．本書によって軽度の発達障害児が「学校や社会に適応し，健やかで，幸せな，心豊かな人生を送ることができる」，そんな支援のきっかけが誕生することを望みます．

鳥取大学教育地域科学部人間教育講座　**小枝達也**

II 軽度の発達障害；概論

ADHD, LD, HFPDD, 軽度 MR

1 ADHD

ADHD とは？

　ADHD は子どもの行動上の問題点から規定された障害です．多くの子どもは1歳ころに歩けるようになると，非常に活発となり，さまざまな経験のなかから自分をコントロールすることを学んでいき，場面に合った行動がとれるようになります．しかしながら，なかにコントロールがきかず動きが多い，注意が散漫で，突発的な行動を示す子どもがいます．このようななかに ADHD の子どもがいます．

　ADHD と思われる障害の子どもは，すでに20世紀当初にイギリスで報告されています．その後，微細脳機能不全，多動症などさまざまな医学的な名称の変遷を経て，1994年，米国精神医学会による「精神疾患の診断・統計マニュアル」(DSM-IV)で現在の ADHD の診断基準(巻末資料 p.154 参照)がつくられ，利用されています．

頻度はどのくらい？

　ADHD の頻度は 2〜17% とばらつきがありますが，小学生でおよそ 3〜5% と思われます．圧倒的に男児に多く，女児の 3〜5 倍です．

原因は？

　ADHD を起こす医学的要因としては，遺伝的なもの，環境物質，未熟児出産，感染による脳機能異常，微細な脳損傷が考えられています．一方，児童虐待，家庭内の不安定さ，愛情剥奪，てんかんなどにより二次的に多動性，衝動性などの ADHD にみられる症状が出現することがあり，注意が必要と

なります．

症状は？

不注意，多動性，衝動性の症状があります．診断はDSM–IVの診断基準に則ってなされます．ADHDには3つのタイプがあります(**表2**)．混合型が最も多く60%以上であり，ついで不注意優勢型であり，多動性/衝動性優勢型は少数といわれています．ADHDに伴いやすい障害として**表3**に示すようなものがあります．

表2　ADHDのタイプ

（1）不注意優勢型
（2）多動性/衝動性優勢型
（3）混合型

表3　ADHDに伴いやすい障害と頻度

（1）学習障害	15〜92%
（2）反抗挑戦性障害/行為障害	50〜60%
（3）不登校	
（4）不安障害	25〜40%
（5）気分障害	15〜75%
（6）チック障害	30〜50%
（7）てんかん	
（8）発達性協調運動障害	
（9）発達性言語障害	

（調査によってかなりの幅があります）

対応はどうすればいいの？

治療的対応法には，（1）薬物療法，（2）教育・療育的支援（行動変容療法，治療法のペアレント・トレーニング，家族支援を含む）がありますが，これらはそれぞれ単独ではなく，並行して行うことが重要です．表4にまとめてありますのでご覧ください．

薬物治療ではメチルフェニデート，抗うつ薬，カルバマゼピンなどがよく使われます．脳刺激薬のメチルフェニデートの有効率は約70%といわれています．多動性，注意力，衝動性の改善がみられますが，3〜4時間の効果しかありませんので，子どもの生活リズムにあわせて1日に2〜3回，分服することが必要です．

教育・療育的支援では行動変容療法が行われます．よい行動をほめ，強化し，好ましくない行動には無視，タイムアウトなどで抑制し，行動の修正をしていきます．最も大切なことは，よいことはよい，悪いことは悪いとはっきりさせるとともに，家族内の方針を統一しておくことです．また，周囲から子どもの行動が非難の目でみられたり，一時も目が離せないことから，ADHD児の養育者のストレスは多大なものがあります．このことから，ADHD児の養育者の精神的な支援も大切です．

表4 ADHDの治療と対応

（1）薬物療法：メチルフェニデート，カルバマゼピン，抗うつ薬，クロニジンなど
（2）教育・療育的支援
　　　行動変容療法
　　　治療法のペアレント・トレーニング
　　　家族支援

予後について，多動性は思春期前には減少することが多いのですが，ほかの何らかの症状が成人になっても残っていることがあり，その頻度は15〜20％，もしくは30〜50％ともいわれています．特に，注意力の障害，じっとしているのが苦手，衝動性などです．

予後を悪くする因子としては，以下の4点があげられます．
（1）行為障害の合併
（2）学習障害の合併
（3）養育環境の不良
（4）低い知的レベル

幼児期・学童期の特徴

a）乳幼児期

表5に，ADHDの行動特徴をまとめてありますので参照してください．

胎児期には胎動が激しかったといわれることもあります．乳児期にはADHDに特徴的な症状はみられません．しかしながら，養育者はほかの子ども，兄弟姉妹とはどこか違うという印象を持っていることも多いようです．環境の変化や刺激に過敏であったり，むずかりやすく，むずかると機嫌が戻りにくい，何となくソワソワし体の動きが多い，睡眠が不規則でなかなか1日の生活リズムが確立しない，夜泣きがひどいなどの非特異的な症状がみられることがあります．首の座り，お座り，一人歩きなどの運動機能の発達に遅れはみられません．言葉の発達は当初つまずく子どもがあり，言葉が遅れ心配されますが，加齢とともに言葉を獲得していく子どもが大多数です．言葉の理解がよくなかったり，発音が不明瞭だったりすることも一部のADHD児にはみられます．

上記のような子どもが多いのですが，逆に，ミルクを与えおむつの世話だけしていればほとんど手の掛からない，非常におとなしい子どももいます．

表 5 ADHD の行動特徴

乳児期	むずかりやすい，睡眠の乱れ，なだめにくい
幼児期	じっとしていない，集団遊びができない，かんしゃくが強い，聞き分けがない
学童期	落ち着きがない，忘れ物が多い，学用品をなくす，時間を守れない

身体もグニャグニャし，やわらかいことがあります．乳児期に上に述べたような症状があるときには，ADHD 以外に知的障害，自閉症，発達性協調運動障害（p.70），聴力障害も疑われます．

　幼児期から典型的な症状が発現してきます．多くの ADHD 児がじっとしていない，目を離すことができない，振り向きもせず一直線に走ってしまう，高いところに上がったり，飛び降りたりと疲れを知らないような多動傾向を呈してきます．多動傾向は家庭内の狭い空間よりも，公園，運動場，マーケット，デパートなどの広い空間で著明になります．融通がきかない，わがまま，頑固，けがをしやすい，あまり昼寝をしない，などの症状が幼児期前半にみられるようになります．3～5 歳ころになり保育所や託児所，幼稚園に行くようになると多動性はピークになります．紙芝居，食事をするなどおとなしく座っていなければならない場でじっとしていられない，動き回るなど，周りの子どもと比べて落ち着きのなさがはっきりとし，保育士や幼稚園教諭から指摘されて気がつかれることもあります．注意されたことが守れず何度も同じことをくり返す，聞き分けがない，注意の集中が悪く飽きっぽい，おもちゃをなくすなどの注意力の問題や，友達とのトラブルが絶えない，悪ふざけをする，乱暴をする，順番を待てない，気に入らないとかんしゃくを起こすなどの衝動性の症状がみられます．

　このような行動上の問題は，対応する人により異なる場合があります．厳

しく注意されたり，子どもにとってこわい存在である人(たとえば父親)などの前ではおとなしくしていられることもあります．また，なれていないときにはネコをかぶり比較的おとなしいが，なれてくると次第に行動上の問題が表面化することもあります．逆に，高機能自閉症では最初から多動性，衝動性が強くみられますが，1年目より2年目，3年目と次第に環境の状況が把握できるようになると落ち着く傾向がみられます．

　運動の面で，走ったり跳んだりの粗大運動に問題はないものの，手先が不器用であったり，片足立ちができなかったり，スキップができなかったりと平衡感覚，協調運動の未熟さを示すこともあります．

　逆に少数ですが，非常におとなしく，はずかしがりで集団のなかに入れない子どもの場合があります．注意力の問題があるのですが，この年齢では気づかれないこともしばしばです．

　非常にかんしゃくが強く，大人に向かってきたり，口答えがひどかったり(非常に乱暴な言葉を使う)，乱暴である，失敗を人のせいにするという子どもが，ADHD全体の約25％ほどに認められます．医学的ならびに教育的の両面から特に早く手を打つことが必要でしょう．

b) 学 童 期

　授業中席につけない，教室内を動き回るなどの多動性は入学時にみられますが，学年が上がるにつれて過動な状態は減少してきます．しかしながら，席についてもじっとしていられずゴソゴソする，姿勢が悪い，ほかの子どもにちょっかいを出す，といった行動が残ることがあります．一般に，多動性は年齢とともに減少し，10歳ころから目立たなくなります．注意力の障害については多動性の減少とともにはっきりし，宿題や与えられた課題をやり遂げられない，注意が散漫になる，宿題や学校の連絡を忘れる，時間割の準備ができない，鉛筆，消しゴムなどの学用品をなくす，友達との約束を守れないなどの症状がみられます．

衝動性に関しては突拍子もないいたずらをしたり，遊びを邪魔したり，年齢不相応の幼稚な言動をしたり，相手の反応を的確につかめないことがあり，集団への適応がうまくいかないことがあります．

LDの合併，注意力や理解力の問題からくる学習のつまずきが起こりやすく，自己評価の低下，自尊心の低下を引き起こすことがありますので，学力の保証をいかにするかが大きな問題となります．どの点が苦手なのか，得意な分野はどれか，どこがわからないのか，どのレベルなのか，どこで失敗するのかなどを評価し，家庭教師をつける，塾を利用するなどの対応が必要です．勉強に関しては保護者は子どもへの期待が高くなりすぎることがあり，指導が困難な場合もあります．

幼児期から続いて反抗的な子どもの場合には反抗挑戦性障害（p.47）を併発していることもあり，小学校高学年，中学生になって行為障害（p.47）になりやすく，また家庭の養育環境がよくないとさらに増悪要因となりますので，この点についても気を配ることが求められます．行為障害ではうそをつく，万引きなどの盗みをする，家出，学校をさぼる，物を壊す，犬やネコ，鳥などへの虐待，暴力沙汰，ナイフなどの武器を使用するというような行動がみられます．

友達とうまくいかなかったり，先生の対応がまずかったり，何をやってもうまくできないという劣等感があったり，いじめやからかいなどが根底にあり，ちょっとしたきっかけで学校を休んでしまい，不登校に陥ることがあります．頭が痛い，腹が痛い，微熱がある，体がだるいなどの訴えをすることも多く，本当に病気かどうかみきわめをし，環境要因があれば排除し，適切な対応をした後できるだけ早く学校に行かせるようにすべきです．長引くほど難しくなります．

失敗するのではという不安，落ち着かない，手につかない，などの症状がみられる不安障害や，活動力の減退，不眠，睡眠過多，疲労感を呈するうつ

表6 トゥーレット症候群

(1) 多彩な運動性チックと音声チックが存在する．
(2) チックは頻回でほとんど毎日，または間欠的に1年以上みられ，3か月以上途絶えることはない．
(3) チックにより社会的に重大な障害を引き起こす．
(4) 18歳未満で発症する．
(5) 物質，他の身体疾患で起こるものではない．

状態，そして，瞬き，肩すくめなどの運動性チックに不随意の発声，卑猥な言葉などの音声チックを伴い慢性化したトゥーレット症候群(**表6**)の合併にも注意することが必要です．

身体的には夜尿を伴いやすいのがADHDの特徴でもあります．

物事がうまくいかない，注意されてばかりである，ほめられない，社会性の未熟さ，認められないなどのくり返しから，やる気を失い，自己評価の低下を招きやすいので注意が必要です．

鳴門教育大学障害児教育講座　**橋本俊顕**

2 LD

LDとは？

　LDは learning disabilities または learning disorders を略したもので，学習障害と訳されます．これは，（1）知的発達は正常であるにもかかわらず，（2）努力しても読むこと，書くこと，計算することなどのある特定の能力を身につけることが困難，あるいは不可能であり，（3）中枢神経系に原因があると推定される場合をいいます．

　これは発達障害のなかで特異的発達障害として位置づけられており，全般的な精神発達の遅れがなく，視力・聴力の異常，環境や心理面の問題によらないことが前提です．米国精神医学会の診断治療マニュアルIV版（DSM-IV）や世界保健機構の国際疾病分類10版（ICD-10）および文部科学省による定義を巻末に記載してあります．

頻度はどのくらい？

　英語圏では発生頻度が高く，5％とも10％ともいわれています．従来，一文字が一音に対応する言語文化圏（ドイツ，イタリア，スペイン）では発生頻度が少ないことはよく知られています．日本語圏でも同様に発生頻度は低く0.5％以下といわれてきました．しかし，LDの存在が知られるようになり，最近では1～2％ではないかと推定されています．

原因は？

　LDの原因はわかってはいません．何らかの原因によって脳の特定の部位のはたらきが，生まれつき障害された状態と考えられています．遺伝的要因

表7　LDのタイプ

（1）読字障害
（2）書字障害
（3）算数計算障害
（4）上記の混合性障害

がある場合も考えられています．

症状は？

　LDの中心的な症状は読字困難（ディスレキシア）です．ほとんどの場合，書くことも障害されますので，「読み書き障害」と考えるとよいでしょう．比較的少ないのですが，数の理解や数の操作が難しい算数障害といわれる状態もあります．ADHDを合併することも少なくありません．この場合，行動面ばかりが注目されて，LDについては気づかれないことも多いようです．そして，ADHDがLDそのものではないことによく注意する必要があります．表7にLDのタイプを示しました．

対応はどうすればいいの？

　LDに似た状態はいくつかありますが，原因によって対応法が変わります．以下にポイントをまとめます．
　（1）LDなのかどうかの診断を確実にする必要があります．LDは脳の先天的な発達障害であり，成長に伴って完治するというわけではありません．
　（2）どのレベルで読み書きの学習が障害されているのかをはっきりさせたうえで，本人の得意な面からのアプローチを使うなど学習法を工夫することで読み書きの力を伸ばせる可能性があります．やみくもに練習させてもかえって自信を失うだけで逆効果です．

（3）子どもの症状によってはワードプロセッサーや計算器の練習を積極的に取り入れた方がよいこともあります．

（4）筆記試験には全く対応できない子どもでも試験問題を読み聞かせることで解答が可能なことも多いのです．学校の先生にも協力を仰ぐ必要があります．

（5）勉強以外に好きなことや得意なことをみいだし，その能力を育てることも大切です．努力しても成功できない体験を積み重ねることで自信を失ったり，いじめられたり，逆に攻撃的になるなどの二次的な障害を引き起こさないよう，保護者，教育者，そして本人に状態像がよく理解されたうえで，自分を大切だと思える子どもに育つような支援がなされていくことが大切です．

幼児期・学童期の特徴

a) 幼児期

LDは学習を始める年齢になって初めてわかることがふつうで，典型的なLDの子どもの場合には，幼児期を振り返ってみても特に問題となることはありません．

3歳児健診で，言葉が少し遅いなどLDのリスクが高いといわれている子どもたちを追跡した研究があります．しかし，3歳児健診でLDらしき子どもたちを特定することはできませんでした．

このように，LDについては幼児期に特徴的な症状というものはありません．一方，LDの周辺児といわれる子どもたちには，その程度によって幼児期早期から何らかの異常がみられます．たとえば軽度のMRや自閉的な子ども，あるいは自閉症の子どもたちの大部分は話し言葉の発達が遅れます．しかしこういった子どもたちはよくみると話し言葉だけでなく，言葉の理解も遅いことがほとんどなのです．

2 LD

　幼児期に外来を訪れる精神遅滞の子どもたちについての保護者の心配は大部分が「言葉が遅い」あるいは「言葉の理解が悪い」ということです．自閉症や自閉的な子どもたちについての心配も言葉が出ない，あるいは言葉は出たけれどもなかなか増えない，言葉の使い方がおかしいという訴えとなることが多いのです．そのような子どもたちの乳児期の様子を聞いてみると，おとなしく手が掛からなかったとか抱かれ方が下手だったと訴えられます．幼児期には視線が合わないといったことで，保護者でさえもコミュニケーションが難しいとの感じを持ちます．

　自閉症の子どもでは1歳ころまでは発達に何も問題がなく，いつとはなしに言葉や行動の面で今までできていたことができなくなるなど，「折れ線型」といわれるタイプの発達の退行を示すことがあります．視線も確かに合っていたのに合わなくなってきたと思われることもあります．症状がひどい場合は脳の退行性・変性疾患を思わせるほどのこともあり，小児崩壊性障害(p.23)といわれる状態も考えられます．そのほかの重大な病気の鑑別のために精密検査が必要になることもあります．

　学齢に達してLDと考えられるようになる子どものなかには幼児期に言葉の理解が悪く，精神遅滞を疑われる子どもが含まれています．これらの子どもは幼児期には話し言葉の発達が遅いものの，3歳を過ぎるあたりから急速に話し言葉が発達し，言葉の遅れが目立たなくなります．しかしよくしゃべるわりに人の話の内容を理解しておらず，また会話が成立しにくく，とんちんかんな応答をすることが目立ちます．自閉症を含む広汎性発達障害のなかにこのような子どももいますが，全く自閉性の要素のない子どももいます．このような子どもたちは話し言葉での理解が難しくても絵の理解はよいことが多く，視覚的なアプローチを併用するなど学習面への配慮が必要となります．

　いわば典型的なLDは幼児期には特別な特徴がないことが特徴です．

b) 学童期

　LDは読み書き，算数などの本来の学習が始まる小学校入学前後に初めて症状が明らかになります．これまで利発な子どもで何も問題がなかったのに，入学後初めて仮名の読み書きが習得できないとか，数の操作をどうしても覚えられないということに気づかれます．読字困難の結果，現実的には書くことにも困難があり，「読み書き障害」となります．

i　平仮名の読み書き

　平仮名の読みでは，一文字ずつは読めても単語になると読めないことが多いのです．さらに文字の読み間違いが多く，形の似た文字，たとえば「め」と「ぬ」，「は」と「ほ」を誤って読んだり，「キャ」「シュ」のような拗音，「かっぱ」「バット」などのような促音など，一文字一音に対応しない文字の読みには障害が生じやすいことが知られています．漢字の読みでは，重箱読み(漢字二字からなる熟語を上の字は音で下の字は訓で読む読み方)とか湯桶読み(漢字二字でできている熟語の上の字を訓で読み，下の字を音で読む読み方)といった通常の規則をはずれたもので，困難さが顕著となります．アルファベット使用圏ではbとpとq，mとnなどを誤りやすいこと，文字と音の対応が一対一でない単語の読みを間違えやすいことが知られています．文章を読むことは困難を極める子どもも多く，文章の最初を何とか読んでも，読み間違いのために，意味が取れず，わけがわからなくなったり，文末を自分で適当に創作して読んでしまったりすることもあります．作文もきわめて困難で，文章力自体の問題もありますが，自分が書いたものが読めないため書き直したり，追加や削除により文章をよくすることもできませんので，本人にとって深刻な問題になりやすいのです．

ii　漢字の読み書き

　読みの能力を獲得しても，日本語に特有の漢字を書くことが難しい子どもたちも存在しています．平仮名よりも字画が多いこと，種類が圧倒的に多い

ことが重大な要素ではありますが，それ以外に漢字を文字としてあるいは形として，視覚的に思い起こしたり，認知したり，記憶したりすることが難しい場合もあり，症状が同じでもそれぞれの子どもによって困難の原因が異なります．ADHDを合併しているLDでは，反復練習を嫌う傾向が強く，漢字書字が特に苦手になりやすいようです．

iii 二次的な不適応

学童期の問題点としては，本人が努力しているのに報われないため自信を失ったり，ほかの子どもにからかわれたりいじめられたりして，不登校の要因になったりすることが少なくありません．特にLDにADHDを合併しているときは問題が深刻になりやすいので注意が必要です．

子どもの障害の機構や要因を明らかにしてどのようなアプローチをしたら障害を克服しやすくなるかを検討する必要があります．基本的には保たれている能力を生かして，積極的に利用することです．障害の強い部分を使わなくてもすむような練習法の開拓も必要です．

何よりも大切なことは，この障害は本人が怠けていて生じたものではないことを本人も周りの人もよく理解して，努力していることを評価することです．学習以外の面で得意な能力を伸ばすことも積極的に支援する必要があります．小学校高学年以降ではワードプロセッサーなど道具を利用することを積極的に考えていくことも必要であると思います．障害の形によっては筆記試験はほかの子どもとは別室で受けられるようにし，試験官が問題を読み上げて聴覚的に提示する方法を採用するなどの配慮をしていく必要もあるでしょう．

国立精神・神経センター精神保健研究所知的障害部　　**加我牧子**

3 HFPDD

HFPDDとは？

　広汎性発達障害とは，自閉症と同質の社会性の障害を中心とする発達障害の総称です．自閉症スペクトラム（連続体）と呼ばれることもあります．知的障害を伴わない自閉症は慣例的に高機能自閉症と呼ばれてきたので，知的障害を伴わない広汎性発達障害をHFPDDと呼んでいます．そのなかには高機能自閉症，アスペルガー症候群，高機能のその他の広汎性発達障害（非定型自閉症）の三者が含まれます．

頻度はどのくらい？

　自閉症は1万人に4～5人程度のまれな病気と考えられてきました．また知的障害を伴わない自閉症はさらにその2割程度といわれていました．しかし最近の調査では，HFPDDは従来考えられていたよりもずっと多いことが明らかになってきました．図4をご覧ください．従来の自閉症概念は山頂に相当します．しかし広汎性発達障害という山は広い裾野を持っており，特に知的障害を伴わない群は，6合目のものも，3合目のものも存在するのです．最新の調査では，広汎性発達障害という山全体としては1%程度の罹病率を持つことが報告され，そのうちの約半数が高機能群であると指摘されるようになりました．つまりこのグループは250人とか200人に1人存在するのです．

原因は？

　自閉症と同じく原因は明らかになっていません．しかし，「子育てが原因

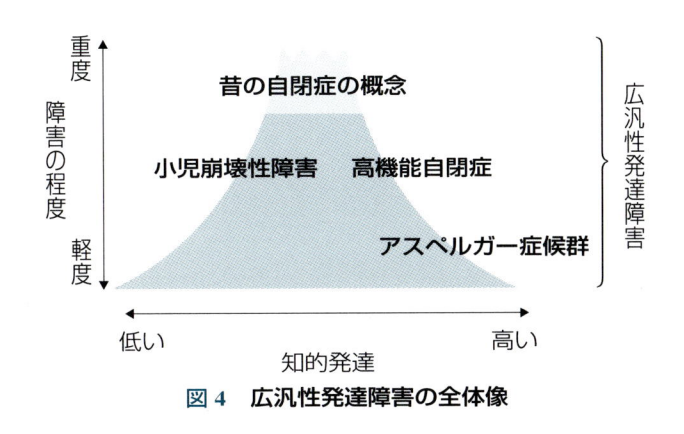

図4 広汎性発達障害の全体像

（縦軸：障害の程度 重度〜軽度、横軸：知的発達 低い〜高い、右側：広汎性発達障害）
- 昔の自閉症の概念
- 小児崩壊性障害
- 高機能自閉症
- アスペルガー症候群

ではない」ことだけは確かです．HFPDDの原因は，本人の素因が根底にあるのです．しかし，育児環境や療育によって，症状の程度や改善具合などには差が出てくるものだと理解してください．

症状は？

　広汎性発達障害という名称の意味は，自閉症の3つの主症状である（1）社会性の障害，（2）コミュニケーションの障害，（3）想像力の障害に加えて，（4）多動や不器用など行動や指先の発達にも乱れを生じる，ということなのです．広汎性発達障害の全体像を図4に示しました．広汎性発達障害に属する障害には知的に高いグループと低いグループがあります．数年の正常な発達の後に著しい身辺自立や対人関係の退行をきたす小児崩壊性障害などが，重度の知的障害を伴うグループです．その一方で，アスペルガー症候群など知的障害を伴わないものも存在します．アスペルガー症候群ではコミュニケーションの障害が軽微であり，言語発達の遅れは少なく知的には正常なものが多いのです．また不器用も特徴の一つです．

　ただしこの問題がややこしいのは，発達障害は加齢によって，また療育によって大きく変化するということです．子どもたちをフォローアップしてい

くと，たとえば3歳台で自閉症の診断基準を完全に満たしていたが，その後言葉が伸び，6歳時点でチェックすれば自閉症の基準は満たさなくなり，アスペルガー症候群に相当するようになった，さらに追跡をしていくと，アスペルガー症候群の基準すら満たさなくなり，横断的には非定型自閉症になるということがしばしば認められます．

われわれは高機能群の定義として，知能指数(IQ)70のものとしてきました．この理由は2つあります．1つは広汎性発達障害の場合，教育が滞りなく行われた場合には知能指数は上がることが一般的であるからです．これは通常の教育では成果があらわれず学年が上がると学力とともにIQも落ちてしまう学習障害とは好対照です．第2に，IQ70という遅滞レベルか否かの境界線は，福祉のサポートを得ることができるか否かの分かれ目となることです．現在のわが国の福祉と教育では，自閉症や広汎性発達障害はその存在を認められていません．知的障害がない発達障害は福祉や特別支援教育の恩恵にあずかることができないのです．知的に高いがゆえに，就労に際しても何ら援助がありません．こういったことから高機能の定義としてわれわれはIQ 70 以上としているのです．

対応はどうすればいいの？

HFPDDは，ADHDやLDといった別の発達障害と間違われがちです．まず，HFPDDが存在するのに気づくことが大切です．

a) ADHDと間違わないで

HFPDDの一部にとても多動な子どもがいます．そのために，子どものきちんとした観察や診断面接を行わないでADHDと誤診されている例を散見します．診断は，より深刻な問題の方が優先される原則があり，そのためにDSM-IVでは，広汎性発達障害と診断されれば，行動がADHDの診断基準を満たしていても，ADHDとは診断しません．一般的なADHDの場合には，

衝動的なトラブルは少なくないものの対人関係は良好で，友達をつくるのに苦労することもありません．それに対し多動を伴ったアスペルガー症候群では対人的には孤立しており，時として知覚や触覚の過敏性を抱え，クラスメートのささいなはたらきかけや言葉掛けに激昂して暴れるといったトラブルが生じることがしばしばみられます．多動児でも不注意という以上に指示の通りが悪い，人嫌いで一人が好き，授業中に参加していないのにテストだけは成績がよい，といった特徴がある場合には，アスペルガー症候群など自閉症スペクトラムではないかと疑ってみる必要があります．

b）LD と間違わないで

　HFPDD でも学習の問題を抱えていることは少なくありません．機械的計算は得意で，漢字の書き取りも得意だが，特に文章の読解が苦手でそれがすべて足を引っ張るといった場合が多くみられます．何より一番苦手なのは，「川を観察し感じたことを書きましょう」といった生活科で登場する類の曖昧な課題です．このような場合には，「川のなかに草はみえたか，魚はいたか」といった，より具体的な問題に提示しなおすと取り組めるようになります．最近まで，LD の場合も多動と同様に広汎性発達障害の方が優先診断でしたが，最も新しい診断基準では優先に関する明確な指示がないので，どちらもみられる場合には，2 つの診断を併記することになります．しかし LD の読字障害と比較すると，同じ文章の読解が苦手といっても，読字障害では字の読み取りが非常に苦手であるのに対して，広汎性発達障害ではスラスラ読めるが，文の意味が取れないというタイプが多くみられます．かつて広汎性発達障害の方が優先診断になっていたのは，勉強ができないことよりも，社会的な行動ができないことの方がより重大な問題となるからです．

幼児期・学童期の特徴

a）幼児期

　幼児期の行動は，自閉症と大きな変わりはありません．視線の合いにくさや分離不安の欠如を示す子どもが多いのですが，言葉の遅れがないために1歳6か月児健診や3歳児健診などでチェックを受けずに通過してしまいます．自閉症に比べると養育者との愛着は3歳以前に比較的速やかに成立しているものが多いようです．しかし幼児教育の開始と同時に，集団行動が著しく不得手なことが目立つようになります．保育士の指示に従わず，集団で動くことができず，自己の興味にのみ没頭するのです．アスペルガー症候群の子どもが著しく興味を示す対象は，数字，文字，標識，自動車の種類，電車の種類，時刻表，バス路線図，世界の天気予報，世界地図，国旗などいわゆるカタログ的な知識です．言葉の遅れがなくとも会話でのやりとりは著しく不得手です．また自閉症と同様に過敏性を抱えるものも多く，特定の音刺激や，接触を嫌うことがあります．しかし保育所では集団行動の枠が比較的緩やかなため，大きなトラブルになることは少ないのです．

b）学童期

　学童期になると，学校生活のうえで集団行動がとれないことが大きな支障となってきます．教師の指示に従わず，興味のある授業のみ参加し，それ以外の授業には参加しないという場合もあります．無理に指示に従わせようとするとパニックになります．言葉は達者で難しい語彙を用いたりするのですが表面的な使用が多く，また比喩や冗談の理解が著しく困難です．文脈から理解することが困難で，人の気持ちを読むことや，人の気持ちに合わせて行動を修正するといったことができません．そのために，しばしば激しいいじめを受けます．暴力的なトラブルを頻発させ，学級崩壊の一因となっている場合もあります．　　あいち小児保健医療総合センター心療科　**杉山登志郎**

4 軽度MR

精神遅滞とは？

　精神遅滞とは医学的診断名です．（1）知的能力が有意に劣っている（知能検査の結果からは平均値より2標準偏差以上劣る），（2）適応障害が存在する（いくつかの適応スキルの領域が示されている──**表8** 参照），（3）発達期に明らかとなる（多くの定義では18歳未満）の3つの条件を満たす場合に診断されます．

　ところで，最近は精神遅滞という医学的診断名より，知的障害という障害名の方が一般的で，専門家でも，精神遅滞イコール知的障害だと表現する方も多いと思います．精神遅滞と知的障害は同じものをさすのでしょうか．

　実は医学の世界でも，これらの問題はやや曖昧なままにされてきた傾向があります．2つの相反する考え方が同居して，その都度使い分けられているともいえます．第1の立場は，精神遅滞という独立した疾患単位があると

表8　精神遅滞定義における適応スキル

（1）コミュニケーション
（2）身辺処理
（3）家庭生活
（4）社会的スキル
（5）コミュニティ資源の活用
（6）自律性
（7）健康と安全
（8）実用的学業
（9）余暇
（10）労働

（アメリカ精神遅滞学会編，茂木俊彦訳：精神遅滞　定義・分類・サポートシステム，学苑社，1999より引用）

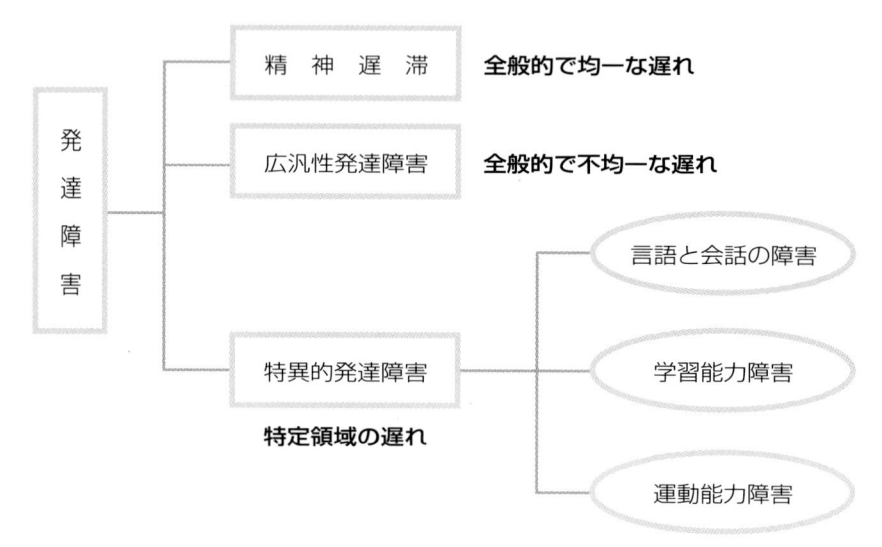

```
発達障害 ─┬─ 精神遅滞           全般的で均一な遅れ
          ├─ 広汎性発達障害     全般的で不均一な遅れ
          └─ 特異的発達障害 ─┬─ 言語と会話の障害
              特定領域の遅れ ├─ 学習能力障害
                            └─ 運動能力障害
```

図5　発達障害の分類（DSM-III-R による）

の考え方です．この考えを図示したのが図5です．広汎性発達障害（全般的で不均一な遅れ）や学習障害に代表される特異的発達障害（特定領域のみの遅れ）と比較するとわかりやすいと思います．つまり，精神遅滞とは全般的で均一な遅れを意味する「疾患」なのです．

　第2の立場は，精神遅滞イコール知的障害と表現する考え方に限りなく近いものです．結局のところ，先に示した精神遅滞を診断するための3条件で最も実際的なのは，知的機能が有意に劣るという項目に尽きるともいえるからです．信頼の置ける妥当な知能検査を実施した結果が有意に劣っていた場合（ほとんどの場合，IQ 70 未満），精神遅滞と考えるのです．操作的定義ともいえます．そうすると，たとえば，自閉症と精神遅滞の合併がありうることになります．一方，第1の立場ではありえないことはおわかりでしょう．不均一と均一が同時に存在することは矛盾だからです．

　一方では，ダウン症候群，プラダー・ウィリー症候群，ターナー症候群な

ど，その原因を染色体異常やDNA異常に求める診断名も使用されています．これらの診断名は精神遅滞とは異なるのでしょうか．それとも同じなのでしょうか．

上述したどちらの立場をとるにしても，精神遅滞は状態像を意味することに違いはありません．例示した症候群は精神遅滞の原因をあらわす，と理解するのが妥当だといえます．ダウン症候群の90%以上では，21番目の染色体に異常が存在し，その結果，ほとんどの場合精神遅滞という状態像を示します．

軽度のMRとは？

では，「軽度」MRとはどのような状態なのでしょうか？ 福祉領域の精神遅滞の理解によれば，知能段階で精神遅滞を区分することは意味がないとされてきました．むしろ適応スキル(表8)を重視した分類の方が，支援に直結するので実際的との立場です．

一方，医学はこの区分を診断に取り入れて，精神遅滞をいくつかに分けて考えます(表9)．原因との関連や合併症の頻度を調査する場合など，やはり知能段階で区分することは有意義だからです．そこで，軽度MRという診断が可能になります．知能検査の結果でいえば，IQが50以上で70未満の範囲になります．また，知能段階の到達度でいえば，ほぼ小学生高学年程度の理解力を示しますが，中学生段階は無理という状態です．

頻度はどのくらい？

理論的にいえば，人口のおよそ1%はIQ値が精神遅滞と同等の段階にあるはずです．また，その半数程度が軽度MRとなります．しかし，実際に調査された結果はさまざまです．調査の時代背景，方法，対象の選択などの影響を排除できないからだと思われます．

表9 精神遅滞の区分と知能指数および到達精神年齢
精神遅滞－認知能力のレベル

カテゴリー	区分	IQ範囲	到達精神年齢
F70	軽度	50〜69	9〜12歳未満
F71	中等部	35〜49	6〜9歳未満
F72	重度	20〜34	3〜6歳未満
F73	最重度	20未満	3歳以下

（ICD-10）

原因は？

　精神遅滞全体では，胎児期の何らかの問題（ダウン症候群や感染症など）によるものが約3分の1です．出産時や乳幼児期の問題によるものはそれよりかなり少ないだろうと推定されています．軽度MRの場合は，原因を特定できないことも多く，3分の2は原因不明とされる調査もあります．

対応はどうすればいいの？

　ある程度の年齢にならないと，確定診断は困難であることが多いのですが，最終的に軽度MRと判断されたなら，特殊教育制度の利用や福祉的援助の可能性を考えます．保護者や本人の意向に添うのはもちろんですが，前者については，原則，特殊学級に籍を移すことを勧めます．それでうまく適応する例が多いからです．後者については，療育手帳の取得を勧めるのが一般的です．将来の自立を目指すならば，公的な援助を可能な限り利用するのがよいと思われます．

乳児期・学童期の特徴

a) 幼児期

発達を評価する際，だれもが受け入れやすくてわかりやすいのは今のとこ

ろ，年齢を尺度とする方法です．ほとんどの発達検査はその方式をとっています．だからといって，発達指数（DQ）を基準にして，精神遅滞か否か（DQ70を目安）を判断するのは危険です．幼児期の発達速度は，発達の遅れの原因によっても，子どもの置かれている環境によってもさまざまだからです．むしろ，それぞれの領域のバランスをみてみましょう．ほぼ均等であれば，全般的な遅れが想定できます．

乳幼児健診で軽度MRのすべてを判別することは困難でしょう．3歳までに全般的な遅れに気づかれる子どもの大部分は中等度から重度の精神遅滞です．このような遅れを示す子どもの一部が目覚ましい伸びを示して，結果的に軽度MRと判断される場合もありますが，例外的です．

就学年齢に近づくと，いわゆる知能検査が可能になります．知能検査はビネー型（精神年齢と暦年齢の比で表現される）とウェクスラー型（知能とは構成する要素の集合体と考える）が一般的です．どちらも全体の知能指数をもって，知能段階を判断します．後者の知能検査は，言語性知能と非言語性知能の2つに大別されます．どちらかの知能が正常範囲にあり，他方の知能が極端に劣る場合，2つの知能の総合点が全体知能となりますので，一見軽度MRのような結果が出てしまうことがあります．幼児期の知能は，発達的に変化することは前に述べました．そのことを加味して慎重な判断が必要だということです．特に，言語性知能が非言語性知能よりも相対的に低いパターンの場合は，後に目覚ましい変化（伸び）をみせ，正常範囲となることがあります．言葉の遅い男児にこのパターンが多いようです．言語の発達が知能検査に影響するためかもしれません．

b）学童期

軽度MRの具体的な臨床症状は，LDやHFPDDの子どものそれと重なり合う場合が多いのです．たとえば，元気に遊んでいるのですが，ルールが少々難しくなると，その場を離れてしまったり，ルール破りと思われる行動

が多くなっていきます．日常会話には困らないのですが，就学直前になっても，文字を読んだり，書いたりすることに興味を示しません．自由に描かせた絵をみると，その稚拙さが明らかになりますし，実際に描かせようとしても嫌がって，お絵かきにならない（嫌いなのか，描けないのかわからない）状態が続いていきます．

　保護者の方々も，必ずしも遅れに気づいているわけではありません．周産期に問題（低出生体重，新生児仮死など）があったり，精神発達に影響するような疾患（髄膜炎，頭部外傷，クレチン症など）の既往があったりすると，知的発達に神経質になる保護者もいますが，特定のリスクがない場合は，教師も保護者も気づかずにいます．学習が始まってからその困難が徐々に明らかになってきます．

　就学直後に勉強や行動，あるいは情緒の問題に気づかれたとしても保護者や担任は，時にさまざまな理由づけをします．すなわち，「やればできるのに，やる気がない」「勉強嫌い」「親のしつけがなってない」「親に似たから仕方がない」「担任の教え方がよくない」「担任との相性が悪い」「情緒的に未熟」など．必ずしも，個人の能力に帰することばかりではないようです．ほかの問題（不登校，非行，校内暴力など）で相談を受けた子どもに軽度MRを認めることもまれではありません．

　たとえ小学校低学年に専門家に相談したとしても，軽度MRであるとすぐ判断するのは難しいのです．医学的検査をしても軽度MRの子はほとんど「正常」範囲の結果となります．知能検査を除くと決め手となる検査がないのが実情だからです．ある程度の年齢に達しないと，確定診断は困難であることが多いようです．ということは，発達上の心配（学業不振，行動問題，情緒的不安定など）が解消しないのであれば，それらの問題に対処しつつ，直ちに断定するのではなくて，しばらく経過を追ってみる必要が生じます．

国立特殊教育総合研究所病弱教育研究部　原　　　仁

III 気になる問題点とアドバイス

ADHD, LD, HFPDD, 軽度 MR

III 気になる問題点とアドバイス

1 言葉の問題

　言葉の問題に関して，保護者から相談を受けることは非常に多いものです．そして，その相談内容も実にさまざまです．保健指導する立場の人が健診で気になるのも言葉の問題が多いようです．ここではそのなかからいくつか代表的なものを解説します．

言葉が遅い

　ここでは言葉が軽く遅れていることを取り上げます．

> ①聴覚障害，②単なる個人差で，疾患ではないもの
> ③軽度 MR，④ HFPDD
> ⑤ LD, ⑥ ADHD

　言葉が遅いときにまず，疑うべきは聴覚障害です．たとえいくつかの言葉が出ているとしても聴覚障害はないといい切ることはできません．確実に音刺激だけで振り向くなどの反応を確認しましょう．
　次に大切なことは，発語だけが遅いのか，言葉の理解も遅いのかをみることです．1歳半から2歳の幼児で，口や鼻などの指さしや絵本などで食べ物や動物の指さしができれば，言葉の理解は良好と考えてよいでしょう．3歳から4歳では，色の弁別や長短といった比較概念が理解できていればおおむね問題はありません．
　言語理解が良好で発語だけが遅い場合は，ほとんど②に相当します．言語理解も，発語もともに軽く遅れている場合には，③が疑われます．④では3〜4歳で言語理解も発語も大きく遅れていることが多いのですが，4歳〜5歳になると急速に言葉が伸びて，軽い言葉の遅れと感じる程度になることがあります．社会性の発達をみることが必要になります．⑤，⑥も同様に言語発達だけをみると軽い遅れであることが多いのですが，それぞれ行動の発達や知的能力の歪みなどに注目する必要があります．

会話になりにくい

一方的な発話はするが，会話という「やりとり」が下手という心配事も多くあります．以下の疾患を考えます．

① 軽度 MR，② HFPDD
③ ADHD

①ではおしゃべりはするものの，やはり正確な言語理解が困難なため，会話が成り立ちにくくなります．それでも，聞かれたことに関連した内容を話そうとする努力がうかがえますが，②ではその気がみられません．自分から話をしておしまいということが多いのです．高機能自閉症ではしつこく話し掛けると「エコラリア」が出現したりします．「エコラリア」とはこちらの言葉をそのまま児がくり返して話すことをいいます．多弁で自分のいいたいことを相手の様子もお構いなしに話し掛けてくるのが③です．

しゃべりすぎる

① ADHD
② HFPDD

主に①を疑います．独り言でしゃべりすぎるようなら②を疑う必要があります．一般に幼児がどの程度おしゃべりであるかという基準はありません．保健指導にかかわる人が，経験のなかで培った常識的な線で判断してよいでしょう．

III　気になる問題点とアドバイス

保護者へのアドバイス 1
── 言葉の問題 ──

言葉が遅い

　保護者が「言葉が遅い」という相談をしてきたときには，ほとんどが発語が遅いという意味です．そのような保護者に対するアドバイスの骨子を以下に記します．
　（1）言葉の理解が伸びることが，発語を増やす前提なので焦りは禁物です．
　（2）言葉を多く聞かせることは，かえってマイナスになることがあります．特に長い文だと，子どもは聞き取ることができず，混乱するだけのことが多いのです．子どもが話しているレベルとほぼ同じレベルで，子どもと同じようにくり返すように，応じてみてください．また，要求をしてきたときにすかさず応じることも大切です．こうすることで意欲が高まってきます．
　（3）絵本の読み聞かせが効果的です．以下の3つを守って絵本の読み聞かせを習慣化しましょう．

　　・寝る前に毎晩行う．
　　・物語性のある絵本で短めのものを選ぶ．
　　・保護者がページをめくる．

　絵本などじっと聞かない子どもでも，寝る前にはおとなしくなるものです．眠くなったらすかさず絵本を読んでやりましょう．物語性のある絵本だと，因果関係も一緒に理解するので，生活場面で生きる言葉を学びます．そして子どもが自分勝手にページをめくっていると，いくら保護者が読んで聞かせても次のページの絵がみたいだけで，言葉を聞いていません．これではせっかくの読み聞かせが台無しです．子どもが途中でページをめくろうとしたら，すかさず絵本を閉じて，いったん目の前から絵本を消すのがコツです．「お母さん（お父さん）がめくるからね」と優しく言い聞かせ，手を引っ込めたら本読みを再開するという具合

にしてください．2週間ほど毎晩続けると手を出さなくなるでしょう．1か月続けると，夜寝る前に自分から，絵本を取りにいくようになっていきます．

会話になりにくい

まず，保護者が聞き上手になることです．うまく相づちを打ちながら，タイミングよく短めの返答やうながしを行うと，関連した内容の話が続いてきます．また，幼児に対する保護者の話し掛けは，多くが質問形式になりがちです．つい，「いつ」，「どうやって」などと聞いてしまうものですが，わが子が疑問文の形式をどの程度理解しているかを知っておくとよいでしょう．

特にHFPDDでは言葉の前に「やりとり遊び」を通して気持ちの交流をはかることが必要でしょう．HFPDDでは4歳を過ぎると平仮名が読めるようになることが多いので，「だれが」，「なにを」などと平仮名で書いた文字カードを小道具として使うと，質問に対する答え方を学び，会話がスムーズにできるようになっていきます．

しゃべりすぎる

大人同士が話しているときに勝手に割り込んできた場合には，「お母さん，話をしてもいいかな？」などと承諾を得るようにさせます．また，順番に話をすることを教えるために，「おはなしカード」と名づけた札をつくり，それを持った人がお話をするという約束を成立させることも有効です．

鳥取大学教育地域科学部人間教育講座　**小枝達也**

2 パニック，かんしゃくを起こしやすい

　幼児であれば，多かれ少なかれかんしゃくを起こすものです．どの程度のかんしゃくが，どのくらいの頻度で起きていれば，病的であるといった分布については調査されていません．かんしゃくの程度や頻度に着目するよりも，保護者の困り具合や子ども自身に発生する損失，身の危険度に応じて考える方が実際的でしょう．自傷や他害，物品の破損，また幼稚園や保育所での他児とのトラブルなどを参考にします．以下の疾患や状態を考えます．

　①ADHD，②被虐待児
　③反応性愛着障害，④HFPDD
　⑤軽度MR

　落ち着きがないといった行動とともに他児とのトラブルが絶えない場合には，まず①を考えてください．通常は，5歳を過ぎないと①という診断はつけにくいのですが，落ち着きのなさやトラブルのもとになるかんしゃくが強い場合には，4歳台でも診断をつけた方がいい場合があります．3歳台での診断は慎重にすべきでしょう．

　身体的な暴力だけでなく，言葉による暴力などを受けていると①と区別できないパニック，かんしゃくがみられます．これが②です．虐待を受けている子どもは，保護者に愛着を示さないだろうと思ってはいけません．虐待する親も子どもを可愛がったりするのです．そのために，愛着行動はみられるものの，暴力の刷り込みによって，かんしゃくや乱暴な行動が多くなります．

　虐待のなかでもネグレクトや兄弟姉妹間での差別などが著しい場合，あるいは主たる養育者に変更があったりすると大人との愛着関係に問題が生じて③になることがあります．ちょっとみただけでは①なのか，②や③なのか区別しがたいことも少なくありません．①と③の合併例などもみられます．幼稚園や保育所での送り迎えなどの際に，子どもが保護者と一緒のときの様子をそれとなく観察してもらうことが必要です．保健師や保育士，幼稚園教諭からもたらされるこうした

情報は，医師がより適切な診断をつけるために不可欠であったりします．
　④のなかでは，高機能自閉症幼児が，よくパニックを起こします．特に2～3歳台では，こだわりや不安，怒り，嫌悪感の表現としてパニックを起こします．幼児期のアスペルガー症候群がパニックを起こすことは少ないようです．しかし，学童期から思春期にかけて孤独感や疎外感が募ってくると，強迫的な行動がみられるようになり，パニックともいうべき行動を起こすことがあります．単純な⑤だけではパニックやかんしゃくは少ないのですが，保護者からの要求（言葉が伸びるようにというはたらきかけや知育教育など）が過大であると，いわゆる反抗の表現としてかんしゃくを起こすこともあります．

Column

　パニックやかんしゃくなどに限ったことではなく，人の行動というものは，（1）素因，（2）これまでの成育環境，（3）現在の生活環境の3つによって決まってきます．今，目の前にみえている行動は，これら3つの要素のからみ合った結果なのです．
　図をご覧ください．子どもの行動がとても困ったものであっても，核に当たる素因の部分は実は小さくて，これまでの成育環境や現在の生活環境で増幅されてしまっているということがよくあります．これは，「子育てに原因がある」といっているのではありません．素因があると，ふつうに子育てをしていても核の部分以上に増幅して行動が派手になってしまうのだといいたいのです．この素因の正体が，ADHDであったり，HFPDDであったりするということになります．

（小枝達也）

III 気になる問題点とアドバイス

保護者へのアドバイス 2
――パニック，かんしゃくを起こしやすい――

パニック，かんしゃくを起こしている最中に保護者がとるべき行動

（1）「よしよし」というなだめる言葉を掛けない．
（2）叱ったり，怒鳴ったりもしない．
（3）パニックを起こしている場所から別の場所へ移動させる（タイムアウト法）．
　　　例：居間でパニックを起こしたなら，玄関や洗面所などへ移動させる．
（4）移動させるときに「ぐちぐち」叱らない．淡々と連れ出す．
（5）パニックが収まるのを待って，穏やかに言葉を掛ける．
　　例：おもちゃの取り合いが原因なら，「順番なんだよ」といういい聞かせの言葉を，失敗したことが原因だったら，「そういうときもあるよ」というなぐさめの言葉を，負けてくやしいときなら「くやしかったね」という共感の言葉を掛ける．
（6）要求が高じて生じたパニックやかんしゃくでは毅然として譲らない．

日頃から保護者が心掛けること

（1）困る行動を回避するには，直接禁止する方法と「これならやってもいいよ」という代替的なものを与える方法とがある．
（2）代替手段となるものをなるべく多くアイテムとして取りそろえておく．
　　　例：こまやミニカーなど，その子が好む小物．
（3）できるだけ，禁止の言葉を少なくする．
（4）「禁止するけど，かんしゃくを起こすので譲ってしまう」という子育てパターンは最悪である．かんしゃくを起こせば譲ってもらえることを学習させているのと同じである．
（5）子どもが冷静なときに「わが家の決まり事」というものをつくって守ら

せる．その決まり事を親も必ず守る．

　以上，記した対処の仕方は，発達障害児に限ったことではなく，健常な幼児についても共通する事柄です．この意味においては障害児と健常児に差は存在しません．ただ，発達障害児については，上述した対処の方法を少しだけ意識的に行うとよいと思われます．定着してくると，健常児と何ら変わることのない穏やかな家庭生活が送れるようになります．

鳥取大学教育地域科学部人間教育講座　小枝達也

Column

　子どもがいうことを聞かなかったり，かんしゃくを起こしたときって，親もついカアーッとなりますよね．どこの親もそんなものです．でも，ちょっと待ってください．同じようにカアーッとなったときに，「怒る親」と「叱る親」とがいます．怒ると叱るとではどのように違うのでしょうか？

　一般に怒るというのは，感情をありのままにぶつけることです．相手に対する敵愾心がそのまま言葉になりがちです．ですから，後で「しまった」ということにもなるのです．一方，叱るというのはとても教育的な言葉です．相手に対する不快感は持ちつつも，どうやったら相手のためになるのかということを吟味する自分がいます．この吟味する自分の存在が大切なのです．

　怒ると叱るの違い．両方の言葉は似ていても，歴然とした違いがあります．怒るのは親自身の気持ちを晴らすためであり，叱るのは子どものことを思っているからだと，子どもは直感的に見抜きます．その意味で，子どもはあなどれません．

　昔から言い伝えられている子育てのコツを一つ．

　「二つ叱って，三つほめ，五つ教えてよき人にせよ」

　どこにも「怒る」は入っていません．

（小枝達也）

3 落ち着きがない

　落ち着きのなさはこれ以上が異常といえるような線引きは不可能です．子どもが，置かれた場に適応して落ち着いた行動がとれるかどうかで判断します．「落ち着きがない」といわれる場合，少なくとも2つの状態があります．1つは移動性の亢進した状態，つまりあっちこっち動き回る，1か所にじっとしていられないということです．「移動を伴った多動」とも表現できます．もう1つは1か所にいることはできるが，手足や体をモゾモゾしたり，クネクネしたりしてしゃきっとした姿勢がとれないことです．「移動を伴わない多動」とも表現できます．このような落ち着きのない行動を示す子どもの背景にはどのような原因が横たわっているのかについて考える場合，まず，その行動により本人や周りにどの程度の問題が生じているのかを評価することも必要です．

　落ち着きがない原因として，次のようなものがあります．

　　①気質：多動であるが異常ではない．
　　②発達障害：ADHD，自閉症，知的障害，発達性協調運動障害，
　　　　　　　　チック障害
　　③身体疾患：アトピー性皮膚炎，聴覚障害，甲状腺機能亢進症
　　④薬物：フェノバルビタール，喘息薬の服用
　　⑤神経疾患：てんかん，脳炎・脳症，脳変性疾患，脳腫瘍
　　⑥精神疾患：不安障害，気分障害，強迫神経症
　　⑦その他：反抗挑戦性障害，行為障害，児童虐待，愛情遮断

　甲状腺機能亢進症では汗をかきやすい，脈が速い，痩せ，イライラ，眼球突出などの症状があり，甲状腺ホルモンの分泌亢進がみられます．アトピー性皮膚炎では強いかゆみのために落ち着きがなく，集中力も低下します．抗てんかん薬のフェノバルビタールや喘息の薬の服用により落ち着きがなくなり，多動性が出現することがあります．特に，フェノバルビタールを服用している場合にはてんかんに伴う多動なのかフェノバルビタールによるものなのかを鑑別することが必要

になります．聴覚障害のある子どもで視線が合わない，多動性，かんしゃく，言葉の遅れなど，自閉症と間違われるような状態を呈することがあります．広汎性発達障害が疑われるときには聴力の検査が必須です．

　ADHDでは落ち着きのなさ，じっとしていない，過剰にしゃべるなど多動性の症状だけでなく，不注意(物をなくす，忘れる，整理整頓ができない，宿題や与えられた課題を仕上げられない)，衝動性(順番を待てない，かんしゃく，会話に割り込む)がみられます．

　広汎性発達障害では落ち着きのなさ，多動，視線が合わない，共感性がない，集団遊びができないなどの社会性の障害，言葉の遅れ，語義・語用の障害などのコミュニケーション障害，固執性，常同症などの反復性の行動異常がみられます．多くの例で知的障害を伴いますが，知的障害を伴わない高機能自閉症ではADHDとの区別が困難なことがあります．精神遅滞では理解力の乏しさ，集中力の弱さがあり，そのような子どもが困難な事柄に遭遇した場合，不安，落ち着きのなさがみられます．

　LDではADHDを合併することも少なくありません．また，学習にハンディを持つことからくる不安，自信のなさによって落ち着かない状態となることも考えられます．

　児童虐待，愛情遮断など，養育環境に問題があるときには反応性が低下したり，逆にイライラ，落ち着きのなさがみられることもあります．また，障害児は虐待の対象になりやすいので，子どもの身体に外傷がないか注意してみることが肝要です．

保護者へのアドバイス 3
―――落ち着きがない―――

　落ち着きがないという行動は，一般には年齢の増加とともにその頻度は減少してきます．多くの場合，10歳前後になると次第に落ち着いてきます．この行動における改善は主に移動を伴った多動の減少です．移動を伴わない多動は減少はするものの高学年になってもモゾモゾしたり，クネクネしたり，また成人になってもじっとしているのが苦痛であるとか，落ち着かないなどの状態は残りやすいようです．

　落ち着きがないのは，環境からの刺激に対して，自分に必要な刺激には反応し，不必要な刺激には反応しないようにコントロールするという脳機能に未熟性があるためと考えられています．したがって，できるだけ余分な刺激が入らないように工夫することが大切です．たとえば，食事中にじっとしていられないときには，物理的に動きにくい位置に子どもを座らせる，テレビをつけないようにする，さらには，テレビ，その他興味を引くような調度品をみえないように布で覆い隠すなどして刺激を少なくする工夫をしましょう．部屋の飾りもシンプルな方がよいでしょう．

　学校の授業で落ち着きがない場合には，以下のような配慮が一般的には考えられます．

　（1）先生に注意を向けやすくするため，児童の席をさまざまな刺激が入りやすい廊下側や運動場のみえる窓側を避ける．

　（2）最も前列の中央で先生に最も近い場所にする．

　（3）教室内にはテレビ，パソコン，その他子どもの気を散らしやすい物が多くある．これらをできるだけ目に入らないように布で覆うなど，視界から遮断する工夫をする．

　（4）授業の前に身体を動かす運動などを取り入れてもらう．

　こうした配慮には，担任の先生とよく話し合ってください．ただ，担任としては，受け持ちの子すべてを公平に扱うことが一つの仕事ですから，特定の児童だけを特別扱いすることに抵抗感があります．一方的にお願いするだけでなく，

ADHD児の保護者がクラスメートの保護者のなかに，理解者を増やすなどの努力を怠ってはいけません．

　広汎性発達障害では，環境や状況の理解，自分に求められている事柄の理解ができなくて，落ち着きのない状態になっていることがあります．このような場合には環境の視覚的な物理的構造化を行い，子どもにわかりやすくしていくことが必要です．すなわち，活動の種別により場所を変える，写真や絵カードを用いたワークシステムを用いて課題の手順，内容をわかりやすくするという工夫です．こういった工夫は TEACCH プログラムという，自閉症に対する療育法と共通しています．

　ADHDによる落ち着きのなさにはメチルフェニデート，ペモリンなどの中枢神経刺激薬が有効です．これらの薬は前頭葉を刺激し行動を抑制します．興奮作用がありますので，夜に服用すると不眠になることがあり，注意が必要です．

　大切なことは，1回の課題にかける時間を短くし，うまく成功体験を持たせ，自信を持たせるような言葉掛けを行い，健常児では当たり前と思われることでもほめることです．ほめ言葉を惜しまないようにしてください．

　先にあげた甲状腺機能亢進症やアトピーなどの身体疾患，てんかん，神経変性疾患，脳腫瘍などの進行性神経疾患をみのがさないようにすることも大切です．

鳴門教育大学障害児教育講座　**橋本俊顕**

4 友達に乱暴する，動物をいじめる

　友達に乱暴する攻撃的行為には，いきなり叩く，突き飛ばす，暴れる，すぐカッとなってけんかをする，かんしゃくを起こす，パニックとなる，先生や親に悪口をいう，反抗するなどがあり，注意の障害および衝動性に加え自己抑制の未熟さがあって生じると考えられます．すなわち，注意散漫でぶつかったり，感情のままに後先考えずに行動してしまう，感情が抑制できない，常に緊張状態・不安状態にありちょっとしたことで爆発してしまう，といったことにより起こってきます．このような行動は内向的な性格よりも外向的な性格の場合によく起こります．原因には次のようなものがあります．

> ①ADHD，②広汎性発達障害
> ③精神遅滞，④被虐待児
> ⑤反抗挑戦性障害，⑥行為障害
> ⑦いじめ，⑧非行
> ⑨挿間性抑制欠如症候群，⑩分離不安障害・パニック障害

　多くの場合，乱暴な行為には何らかのメッセージがこめられていると考えられます．こうした子どもからのコミュニケーション行動には次の4つがあげられます．
（1）要求の行動：何かをしたい，何かをしてほしい．
（2）注目行動：先生，親などに自分に注目してほしい．
（3）逃避行動：要求されたことをやりたくない．
（4）防衛反応：自信がなく不安がある．不安から身を守りたい．
　自閉症ではコミュニケーション行動が微細で周りのものがキャッチしにくい，子ども自身の思い込みと現実との間にギャップがある，環境の理解ができない，といったことから不安が重なり合い乱暴な行動が生じます．知的な障害がある場合には前述したような他の症状から自閉症が疑われやすいのですが，知的障害のないタイプ（HFPDD）ではADHDとの区別が困難なこともあります．ADHDでは

突然走り出してぶつかったり，人を叩いたり，順番を待てなかったりする乱暴行動があります．

　また，多くは学童期になり反抗挑戦性障害や行為障害を合併してきた場合に乱暴行為，反抗的言動，犬やネコなどの小動物の虐待が出てきます．反抗挑戦性障害や行為障害はADHDの50〜60%に合併するといわれていますが，単独で起きる場合もあります．反抗挑戦性障害は一般小児の3〜10%にみられ，女児に比し2〜3倍男児に多い状態です．かんしゃくを起こしたり，大人に強い反抗，意地悪さを示します．

　行為障害はやはり男児に3〜5倍多く，青年期までの一般人口での頻度は1.5〜3.4%です．症状は人や動物に対する攻撃性，所有物の破壊，うそや盗み，重大な規則違反などがあります．精神遅滞の場合には精神年齢の未熟さからとった行為が，暦年齢とのギャップから乱暴な行為にみられることになります．

Column

　挿間性抑制欠如症候群は，rage attack（怒り発作）とも呼ばれている状態です．何かささいなことをきっかけにして，怒りの感情が抑制できなくなり，顔面の紅潮あるいは蒼白，発汗など交感神経系が興奮した状態に陥ることをいいます．興奮中の記憶が全面的にあるいは部分的に欠如することがあり，てんかんの発作との鑑別が重要になります．通常では発作時以外では行動に問題はなく，この点がADHDとの違いでもあります．　　　　　　　　　　　（小枝達也）

III 気になる問題点とアドバイス

保護者へのアドバイス 4
――友達に乱暴する，動物をいじめる――

　いかなる理由があるにせよ，人に暴力をふるうことはやめさせなければなりません．暴力だけでなく基本的生活習慣やルールからの逸脱行為は断固として許さないことを示すことが大事です．また，保護者は終始一貫した態度をとるべきです．あるときは厳しくするのに，あるときにはみのがしたりしてはいけません．特に自閉症の場合には粘り強く問題行動を統制していくことが何よりも必要です．

　体罰もやめてください．子どもは体罰の意味が理解できず，暴力を受けたことだけが頭に残ります．暴力を教えているようなものです．叱るときには冷静に手短に簡潔に注意し（ピシッとした威厳のある声と表情で叱る），その場から外させます．保護者が感情的にならないように気をつけましょう．また，「ダメ」「やめなさい」など否定的な言葉が多くなりがちです．できるだけ肯定的な，指示的な言葉を使用してください（「○○しなさい」といえば，問題行動がとまったときにほめやすいのです）．

　日頃からよいところをみるようにし，注目していることを知らせるために声を掛けたり（自閉症の場合にはできるだけ簡潔に），スキンシップを増やしたりするとともに，積極的にほめ（子どものわかる方法で），自信をつけさせること，自己評価を高めることを心掛けるようにしてください．

　先にも述べましたように乱暴などの問題行動には何らかのコミュニケーションの意味があります．子どもが何をやりたかったのか，何がほしかったのか，不安からの防御なのか，ということを保護者は状況から推測しながら落ち着いた調子で具体的に聞いてやり，希望を叶えるにはどう行動すればよいかを具体的に教えていくことが大切です．

　特にHFPDDでは，緊張する場面になると混乱しやすく，通常の場面では理解できていたことも理解できなくなります．このようなときには，図6に示したようなメモやカードなどで内容を具体的に，視覚的に示すことが有効です．指示の前に子どものフルネームをつけると，指示の対象が明確になるので，指示が通り

やすくなります．自分で表現できない子どもの場合には保護者が行動分析をし，行動の意味づけをしていくことが必要です．許容できる要求であれば，できるだけ速やかに満たしてやることにより乱暴も減少します．

| ○○君は計算ドリルをします． | 終わったら，ブランコをします． |

図6　カードの例

HFPDDでは急な予定変更や予想外の出来事のようなわずかなつまずきにより，ADHDの子どもでは自己中心的な行動により，感情の抑制が難しく，衝動的に爆発し乱暴してしまいます．そこで自分がいらついていることを自覚させてやる，自覚しコントロールする方法を会得させることが必要になります．深呼吸を数回させる，ゆっくり1から5まで数えさせるなどです．また，気づかせて子どもが我慢できたときには，直ちにほめることにより，よい行動を強化するようにします．

友達に乱暴する，反抗する，怒りっぽい行動をとりやすい子が，小動物をいじめる，道具（武器）を持ってけんかをする，うそをつく，盗みなどの行動を伴ってきたときには，すでに反抗挑戦性障害あるいは行為障害の段階に入ったと考えられます．

被虐待児が乱暴したり小動物をいじめたりすることもよくみられます．単に身体的な虐待だけでなく，ネグレクトや性的虐待，心理的虐待にも注意が必要です．

中枢神経刺激薬，抗うつ薬，抗てんかん薬などの薬物使用により行動を緩和し，周囲との問題を少なくし，治療教育に取り組みやすくするとともに，タイムアウトや褒美を与えるという行動修正技法を行うことが基本となるでしょう．

医学面，保護者，児童相談所などの行政，教育などが協力した対応が必要です．家庭環境は予後に大きく影響します．子どもの指導の基本は子どもを受け入れる，すべてを受容し子どもとの信頼関係を築くことであると思います．好きな大人から叱られるからこそ効果があるのであり，反省もするのです．そして，注意されても，叱られても子どもがついてくるのではないでしょうか．

鳴門教育大学障害児教育講座　**橋本俊顕**

5 いうことを聞かない,指示が入りにくい

　親のいうことを聞かない子ども,指示が入りにくい子どもはいつの時代にもいましたが,ここでは程度が激しく病的な状態を想定しています.学級崩壊といわれるように先生のいうことを聞かず,授業中自分勝手にしゃべったり歩き回ったりする子どもが著しく増加しています.その背景には親に子どもをしつける力がなくなっていること,地域社会の育児やしつけに対する自然なバックアップ体制がなくなっていることが関係していると思われます.

　いうことを聞かなかったり,指示が入りにくかったりする原因として,次のようなことが考えられます.

①ADHD,②聴覚障害
③精神遅滞,④広汎性発達障害
⑤言葉の意味理解だけが悪い子ども
⑥その土地の言葉が理解できない

ADHD

　病気として考慮すべきものには,注意を集中することができず,常にほかのことに関心が移ってしまうADHDがあります.ADHDではこの状態が一定期間(半年)以上続いていて,家庭や園・学校など複数の場で認められます.ADHDと合併する場合のある行為障害・反抗挑戦性障害については前項(p.47)をご覧ください.

聴覚障害

　聞いてはいても不十分にしか聞き取れていない可能性があります.特に軽度から中等度の難聴が問題となります.難聴の疑いが少しでもある場合は,速やかに専門の病院で診察・検査を受けるべきです.中耳炎や耳垢でも十分聞こえていないことがあり,いずれにしても治療が必要です.内耳に障害のある難聴(感音性難聴といいます)で中等度以上の重さのときは,聴能訓練といって音や声の存在

を子どもに知らせるため徹底した専門的教育が必要であり，医学的診断を急がなければなりません．

精神遅滞

わかりやすい言葉で指示しているつもりでも，知的発達に遅れのある子どもには思いがけないほど理解できていないことがあります．物の名前，動詞のごく簡単な意味は理解しても，修飾語や接続詞の意味がわからず，指示に従えないことがあります．

広汎性発達障害

自閉的な子どもでは，対人的コミュニケーションに障害があり，言葉だけでなく感情的な交流も難しいので指示が入りにくいと感じられ，人のいうことを聞いていないかのように思われることが多いのです．ただし，一部の子どもたちでは，昔いわれた言葉を確実に覚えていることが後になって判明することもあります．言葉によるはたらきかけを怠るべきではありません．広汎性発達障害のなかには，知的に正常であっても，比喩的ないいまわしが理解できないため指示に従えない子どももいます．

言葉の意味理解だけが悪い子ども

広汎性発達障害でもなく，知的発達にも遅れはないのに，言葉の意味の理解だけが難しい子どもたちも存在します．これらの子どもたちは言葉の発達が遅れることが多いのですが，自発話が増えてきても会話にならないとか，言葉のキャッチボールが難しいと訴えられます．この子どもたちは耳で聞いた言葉の理解は悪いのですが，目でみたものや状況の理解はよいことが特徴です．

その土地の言葉が理解できない

まれですが引っ越してきた土地の方言を理解できずに，立ち往生している子どももいます．この事実に気づけば疑問は氷解します．家庭環境にも配慮してあげましょう．

保護者へのアドバイス 5
――いうことを聞かない，指示が入りにくい――

　いうことを聞かない子どもは多いですが，子どもに原因があるのか，保護者側に原因があるのか，あるいはほかの要因がからんでいるのか，冷静に考えてみる必要があります．しかしたとえ，子どもと保護者のどちらかに原因があるとしても，子育てとは相互作用にほかならないのです．

人のいうことを聞いていない

　まず子どもの生来の性質としつけのアンバランスが考えられます．十分な愛情のもとに，幼児期には人間として基本的なしつけが必要であり，大きくなってからのしつけは困難です．最近では両親とも外で仕事をしている場合が多く，子どもと接する時間が少ない分，子どもを甘やかしすぎたり，逆に厳しくしすぎたりしていないでしょうか．かつては子どもを育てるうえで，親と協力しかつ親を指導する立場にあった祖父母が，現在はとかく子どもを甘やかす立場にたつことが多いとも感じられます．

　ADHDを疑うときは小児科，小児神経科または児童精神科を受診して医学的な診断を受ける必要があります．幼児期後期あるいは学童期では薬が処方されることもあります．しかし薬だけでなく環境調整が重要です．ADHDの子どもは完成できないことばかりが続きやすく，年長になるにつれて，自信を失って抑うつ的になったり，投げやりになったりすることも多いのです．いじめられたり，逆にいじめたりという事態から不登校になったり，非行に走ったりする子どもが出ないように支援が必要です．ADHDという状態を保護者がよく理解することが大切です．

不十分にしか聞き取れていない

　少しでも難聴の疑いがある場合は，かかりつけの医師に相談して速やかに専門医の診察，検査を受けるべきです．高度の難聴は乳児期あるいは幼児期に気づかれることが多いのですが，軽度から中等度の難聴や高音域のみの難聴などでは診

断が遅れがちで，その結果治療教育も遅れやすいのです．

聞いてはいるが理解できない

　精神遅滞の診断は多くの保護者にとって青天の霹靂で，なかなか信じられないものです．子どもが小さいときほど，いずれよくなると希望的に受けとめられることが多いのです．精神遅滞が治癒することはありませんが，適切なはたらきかけによって子どもの発達は必ず進んできます．逆に遅れた子どもを放置すると自分で情報を取り込む能力が足りないため，本来持っている能力を十分に開花することもできなくなります．子どもが理解できる程度に応じて積極的かかわりを持つこと，適切な教育の場を得て日常生活の自立度を高め，発達全般を促せるよう配慮する必要があります．

　自閉症では，知的障害を合併していることが大部分です．人のいうことを聞いてないように思われることが多いのですが，決して聞いていないわけではなく，言葉による子どもへのはたらきかけは積極的に続ける必要があります．比喩的ないいまわしは理解しにくいので具体的に指示をすることが大切です．将来，社会で適応するために適切な行動パターンをとれるよう早期から徹底した教育が必要です．

　言葉の意味理解の発達だけが悪い子どもたちには，わからないときに質問する習慣をつけるように励まします．これらの子どもたちは目でみて状況を理解し，判断することを得意としていることが多く，そのアンバランスのため周囲から理解されにくいことがあります．絵や写真を活用するなど視覚的な補助手段を積極的に取り入れて理解を促すように心掛けましょう．

理解しているが実行しない

　ADHDの子どもでは理解できても関心がすぐによそに向いてしまうので，結果として人の話を聞いていないのと同じ状況になります．精神遅滞では実行する能力が不足している可能性も配慮しなければなりません．保護者が観察力を磨けるように援助していくことも期待されるところです．

国立精神・神経センター精神保健研究所知的障害部　**加我牧子**

III　気になる問題点とアドバイス

6　こだわりが強い

　ものごとへのこだわりはある面ではプラスに評価されます．しかし過剰なこだわりは日常生活のさまたげとなり，正常な暮らしを送ることが困難になります．漫画スヌーピーに登場するライナスのように気に入った毛布をいつも離さずに持っていて，保護者が洗濯するのも大変ということがありますが，多くの場合これは病的ではありません．
　注意すべき問題としては次のようなものがあげられます．

> ① HFPDD，② ADHD
> ③精神遅滞，④被虐待児
> ⑤強迫神経症

HFPDD

　病的なこだわりを示す代表的な疾患は自閉症です．おもちゃの車をきちんと一直線に並べずにはいられない，買い物でも通園でもいつもと違う道を通るとパニックになりどうしても承知しない，ということがあります．またライナスとは違いますが，自閉症ではひもや鍵，財布，ものさしなどおもちゃではないものを常に握りしめたり，振り回したりしていないと不安な様子になる子どもも多くみられます．玄関を出るときやお風呂に入るときには必ず右足から出なければ気がすまないという儀式的なきまりを決めている子どももいます．このようなこだわりがそれ以外のものへの興味を奪い，学習や訓練に差し支えるときには，訓練的な治療が必要になります．しかし実害がなければ特に禁止すべきものではありません．また，禁止すべき場合でも，単に禁止するだけでなく，こだわっているもの以外のことに興味を向けられるようにはたらきかけをすることが重要です．こだわり自体にこだわらないようにしましょう．

ADHD

ADHDでも儀式的なこだわりを示す子どもが時々みられます．多動や不注意の症状が注目されるのがふつうですが，人によってはこだわりの方に注目してしまうこともあります．叱ってもよくなるわけではありませんのでほかのことに目を向けられるようさりげなく導いていくのがよいと思います．

精神遅滞

適切な行動様式がわからないために一つの物やことにこだわっているようにみえることがあります．また常同行為といって特に目的もなく体を揺する，手をひらひらさせるなど同じ行動をし続けることがあります．注意すると一時的にとまりますがすぐまた始まります．これは感覚遊びといって，特に知的な障害が重度な精神遅滞に多く認められるものです．病的な意義はありませんが，ほかの対象や遊びに目を向けられるようさりげなく誘導することを考えます．

被虐待児

虐待を受けている子どももこだわりとみえる症状を示すことがあります．必要以上におどおどしていたり，他人に妙になれなれしかったりすることがないかどうかがポイントになります．さりげなく，子どもの家庭環境にも目を向ける必要があります．

強迫神経症

儀式的なこだわりはさまざまなタイプの強迫神経症でもみられます．特定のものや場所におそれがあり，どうしてもなれることができないという「単純恐怖」，手を洗って，もうきれいになっているはずで本人もそのことをわかっているのに，どうしてもまた手を洗わずにいられない「不潔恐怖」などです．単純恐怖に近い症状は自閉症でもみられます．

保護者へのアドバイス 6
――こだわりが強い――

　どんなこだわりであるのか，またこだわりだけが問題で，それ以外には問題点はないかに注目する必要があります．こだわりと思えるものも正常範囲のくせということもあります．まずは病的なこだわりなのかどうか考えてみましょう．一般的にはこだわっている物，場所，行動，行動様式について注意したり，叱ったりしても収まることは少ないようです．こだわりは，終息したかのようにみえても，また形を変えて出現します．実害のないこだわりであれば様子をみてよいでしょう．

　ほかの人に迷惑が掛かるようなこだわりの場合には，こだわっている事柄からスッと目先を変えるようにします．その際に叱ったりせず，淡々と手早く行うのがコツです．

全般的な知的な発達に遅れはないか？

　精神遅滞の場合，こだわっているとみえるものも適切な行動をとることが難しいためであることがあります．常同行為は比較的よくみられる症状で，周りの人には気になるものですが，目くじらをたててとめようとするとかえって逆効果となることがあります．また精神遅滞の子どもにみられる自傷行為はこだわりともみえることがありますが，手持ちぶさたの結果であったり，自傷によって注目されるという誤った学習効果の結果であったりします．どちらもほかのことに気持ちを向けられるように導いていくことが必要です．周囲の人が過度に反応すると症状が悪化しやすいものです．

対人関係の異常はないか？

　広汎性発達障害が考えられます．実害があまりなければ，こだわりにこだわる必要はありません．日常生活のさまたげになるほどのこだわりは，始まりそうだと思えるときにさりげなくほかのことに心を向けるように導く（たとえば，その子が好んでいる活動に誘う）などして，誤った学習が定着しないようにする工夫

が必要になります。

　いつもの日課がくり返されている限り，十分適応できている子どもでも，予定が少しでも変更になったり，予期しないことが発生すると，とても対応できなくなるということがよくみられます。この子どもたちは変化を嫌い，新しい事態にいきなり直面することはきわめて困難なので，いつもと違うことが予定されている場合はあらかじめくり返し説明しておく必要があります。その際には言葉だけの説明よりも絵や写真など，みてわかる具体物を使用するとよいでしょう。こうすることで気持ちの準備ができ，嫌な事態でもかなり対処できることが多いのです。また始まりの予告だけでなく終わりの予告もしておくと，本人もより安心して新しい事態に対処できるようです。社会生活をしていくうえではだれにでも常に突発的なことが起こる可能性があります。いつもと違う事柄や物，場所に対して逃げ腰にならない心構えも必要です。パニックになった子どもは，叱ってもなだめても聞き入れる余地がないと思った方がよく，安全な場所で保護者はさりげなく子どもを見守る余裕が必要になります。保護者の方もパニックへの接し方になれることが求められます。

強迫神経症ではないか？

　本人もばかばかしいと思いながらもある行動をやめることができず，日常生活に支障をきたすのが強迫神経症です。精神療法や抗不安薬など精神科的な治療が必要です。幼児期の強迫神経症は青年期のものに比べて，悲壮な思いは持っていない子どもが多いようです。

　　　　　　　　国立精神・神経センター精神保健研究所知的障害部　**加我牧子**

7　一人遊びを好み，友達と遊べない

　この問題行動から考えられる状態を下に示しています．可能性として高く，また，みのがしていけない代表的なものは，広汎性発達障害，ADHD，反応性愛着障害，素因，の4つです．

> ①気質
> ②発達障害：広汎性発達障害，ADHD，精神遅滞
> ③情緒の問題：反応性愛着障害，選択的緘黙，社交性のない家族の影響
> ④その他：著しく高い知能，視聴覚障害と精神遅滞の重複

　評価の流れの概要を表10に示しました．まず，気質の可能性を考えます．気質は，人が生まれながらにして持つ行動様式のことです．気質が規定している行動は，一般には「正常」の行動と考えられます．もともとおとなしく，静かな遊びを好む子はいるものです．（1）その行動のために，本人や周囲の人に直接的な支障をきたしていない，（2）必要な場面では他児とのやりとり行動ができる，（3）年齢相当の発達段階を示す，（4）子ども自身は自分の状況を気にしていない，などの項目に多く該当するほど，その行動は，正常範囲の行動ととらえられ，気質の範囲で考えられる可能性が高くなります．

　次に，発達障害の可能性を考えます．どのような状況でも人とのやりとり行動が全くできない場合，広汎性発達障害の可能性を強く考えます．そのほか，自閉症の行動特徴や言語特徴の有無も参考とします．本人の興味がある遊びや事柄に関してはふつうに近いやりとり行動ができる場合には，ADHDかアスペルガー症候群の可能性を考えます．両者の違いは，ADHDでは，基本的にはふつうのやりとりが成立するのに対して，アスペルガー症候群ではかみ合わなさが所々に感じられる点です．

　保護者の養育態度の問題や孤立した家庭状況がみられる場合には，情緒面の問題も考慮する必要があります．特に，軽度発達障害とこうした情緒面の問題が合併していることが少なくないことに留意しなければなりません．典型的な組み合

表 10　「一人遊びを好み，友達と遊べない」子どもの評価の流れ

評　価　項　目	可能性のある状態
（1）正常範囲の行動としての特徴を多く持つ（実際上の支障がない，必要なときは交流できるなど）	気質
（2）人とのやりとり行動が全くできない	広汎性発達障害
（3）自閉症の行動特徴を持つ（視線が合わない，クレーン現象，こだわりなど）	広汎性発達障害
（4）自閉症の言語特徴を持つ（反響言語，言葉の消失など）	広汎性発達障害
（5）言葉の遅れがある	広汎性発達障害，ADHD，精神遅滞
（6）単調でパターン的な遊びをくり返す	広汎性発達障害，精神遅滞
（7）興味のある範囲ではやりとり行動ができる	ADHD，精神遅滞　アスペルガー症候群
（8）ADHDの行動特徴を持つ（多動，衝動性，注意力障害など）	ADHD，広汎性発達障害
（9）保護者に不適切な養育態度がみられる（威圧的，暴力的，嘲笑的，放置など）	反応性愛着障害
（10）保護者が非社交的	家族の影響，選択的緘黙，反応性愛着障害，素因
（11）家庭ではふつうに話し，家族・兄弟姉妹とは遊ぶ	選択的緘黙
（12）家族歴が陽性である（広汎性発達障害，ADHD，精神遅滞，統合失調症（精神分裂病））	素因，家族歴と同様の障害
（13）中等度以上の視力障害か聴力障害	重複障害

わせは，ADHDと反応性愛着障害，軽度MRと選択的緘黙です．反応性愛着障害は，虐待を受けている子どもによくみられる状態です．強い警戒心で人を寄せつけないか，過度のなれなれしさかのどちらかの状態像をとります．選択的緘黙とは，家族やなれた人以外の人とは話をしないものをいいます．

　発達障害や精神障害の家族歴がみられた場合，それらの障害・疾患の可能性を検討します．家族歴にある障害や疾患に類似の特徴を示すが，診断基準を満たすほどではない場合，そうした疾患の一部の特徴を気質として受け継いでいる可能性も考えられます．

III　気になる問題点とアドバイス

保護者へのアドバイス　7
――一人遊びを好み，友達と遊べない――

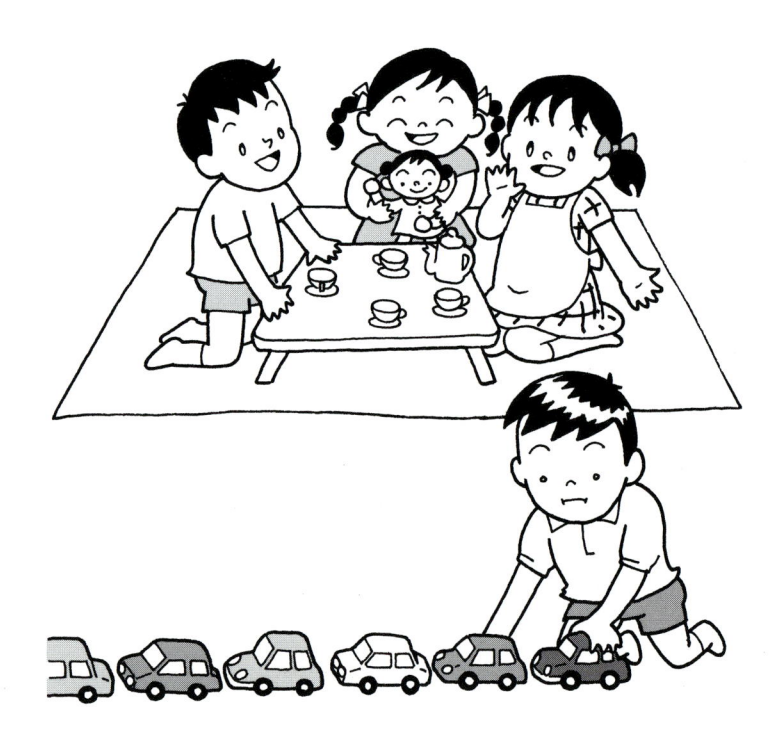

「一人遊びを好み，友達と遊べない」という訴えに対するアドバイスの概要を**表11**にまとめました．この訴えの背景にあるのは，「一人遊びばかりしないで，友達とよく遊んでほしい」という保護者の思いです．ですから，アドバイスはそうした保護者の思いに応えるものでなければなりません．その基本は，それぞれの背景障害の特徴に配慮しながら，子どもが負担に感じない範囲でほかの人とやりとりして遊ぶ体験を増やしていく，というものです．

7　一人遊びを好み，友達と遊べない

表11　「一人遊びを好み，友達と遊べない」ことに関する保護者へのアドバイス

考えられる状態	保護者へのアドバイスの実際
（1）気　質	訴えに関して，聞き役に徹する．保護者の養育状況への共感，賞賛．「問題行動」が正常発達内のものである可能性が高いことの説明．正常発達内ではあっても子どもの行動を心配するのは当然であること，でも様子をみていていいことなどを保証．
（2）発達障害　共通事項	親とのやりとり遊びを心掛ける．やりとり遊びの際に使える言葉を教える．友達と遊びたいときにいう言葉を教える．ほかの子と患児の間の仲介をする．
広汎性発達障害	やりとり遊びの形から始める．一人でいて平気ならそれでもよいとそのことを認めてあげる．
ADHD	子どもの興味のある事柄に親も関心を示す．身体をよく動かすやりとり遊びを心掛ける．
精神遅滞	発達障害共通への助言内容と同じ．
（3）情緒の問題　共通事項	本人が緊張を感じない状況（なれた人・なれた場所）で少しずつ人とのかかわりを経験させていく．友達と遊ぶことを強要しない．
反応性愛着障害	集団にいれることの利点を説明し促す．保護者がイライラしたら子どもから離れてよいと話す．
選択的緘黙	親の友人とその子どもなど，児がなれやすい状況での家族以外の人との交流体験を増やす．
社交性のない家族の影響	親自身が負担を感じない範囲で外部の人との接触の機会を持つようにする．
（4）そ の 他　著しく高い知能	本人のペースの尊重．本人の興味のある領域で外部の人との交流を体験させる．
視聴覚障害と精神遅滞の重複	視聴覚障害をカバーする刺激の与え方の工夫．発達障害共通への助言内容と同じ．

筑波大学心身障害学系　**宮本信也**

8 不安が強く，場なれが悪い

　この問題から考えられる状態を下に示します．このなかで，頻度や重症度から考えて重要なものは，広汎性発達障害，精神遅滞，選択的緘黙，不安性障害（分離不安を含む），強迫神経症の5つです．

　①気質
　②発達障害：広汎性発達障害，精神遅滞
　③情緒の問題：反応性愛着障害，分離不安，選択的緘黙，社交性のない
　　家族の影響，不安性障害，強迫神経症

　発達障害では，広汎性発達障害と精神遅滞を考えます．同じように不安と新奇場面へのなれにくさを示していても，広汎性発達障害と精神遅滞ではその背景が異なります．広汎性発達障害では，症状特徴としての予測することの苦手さ，固執傾向，同一性保持傾向（同じ状態・やり方へのこだわり），強迫傾向が，新奇の状況やなれない場面に対して不安を引き起こすことになります．一方，精神遅滞から境界知能の子どもでは，小さいころから何をやってもうまくできないという体験をくり返し，自信が育ちにくくなります．また，周囲からは，「できない」ということをいわれ続けることで，「できない」という批判をかわすために，最初からやろうとしなくなってしまうこともあります．この2つが，新しい場面や事柄になれにくく，そうした場面に対して不安が強くなりやすい要因となります．このように，臨床的に大きく問題になるほどの不安となれにくさを示すものは，広汎性発達障害と強迫神経症の合併，あるいは，精神遅滞と不安性障害の合併した場合であることが少なくありません．

　表12は，評価の流れを示したものです．表10と共通している項目については，前項（p.58）を参照していただき，ここでは，それ以外の項目について述べます．
　分離不安は，家族・家庭から離れると，あるいは，離れることを考えただけで，強い不安と心配，それに，身体症状（頭痛，腹痛，嘔気，嘔吐など）を生じるものです．家族から離されるときの混乱，家族に悪いことが起こるのではないか

という過剰な心配，家族から離されるのではないかという不安と恐怖感，などの言動が参考となります．分離不安のように分離という刺激やきっかけが何もないにもかかわらず，漠然とした不安感情がくり返し起こるものが不安性障害です．ソワソワ落ち着かない行動，突然泣き出したり不安がる様子，不定愁訴（胸痛，窒息感，動悸など）がみられた場合，その可能性を考える必要があるでしょう．

　強迫神経症は，無意味とわかっていて（無意味さの自覚），自分でもやりたくないのに（心理的抵抗感），特定の行為をしたり，特定の事柄を考えたりしないではいられないものをいいます．幼児や発達障害児では，泣きながらでもその行為をくり返している様子から，心理的抵抗感があると推測されることがあります．

表12　「不安が強く，場なれが悪い」子どもの評価の流れ

評価項目	可能性のある状態
（1）正常範囲の行動としての特徴を多く持つ（実際上の支障がない，必要なときは交流できるなど）	気質
（2）人とのやりとり行動が全くできない	広汎性発達障害
（3）自閉症の行動特徴を持つ（視線が合わない，クレーン現象，こだわりなど）	広汎性発達障害
（4）自閉症の言語特徴を持つ（反響言語，言葉の消失など）	広汎性発達障害
（5）言葉の遅れがある	広汎性発達障害，ADHD，精神遅滞
（6）運動発達の遅れがある	精神遅滞
（7）単調でパターン的な遊びをくり返す	広汎性発達障害，精神遅滞
（8）興味のある範囲ではやりとり行動ができる	アスペルガー症候群
（9）保護者に不適切な養育態度がみられる（威圧的，暴力的，嘲笑的，放置など）	反応性愛着障害
（10）保護者が非社交的	家族の影響，選択的緘黙，反応性愛着障害，素因
（11）家庭ではふつうに話し，家族・兄弟姉妹とは遊ぶ	選択的緘黙
（12）分離不安の行動特徴を持つ（家族と離れるとパニック，家族に関する過剰な心配など）	分離不安
（13）不安性障害の行動特徴を持つ（不定愁訴，不安感の訴えなど）	不安性障害
（14）強迫神経症の行動特徴を持つ（無意味と思っていてもやらずにはいられないなど）	強迫神経症
（15）家族歴が陽性である（精神遅滞，広汎性発達障害，不安性障害など）	家族歴と同様の障害

Ⅲ　気になる問題点とアドバイス

保護者へのアドバイス　8
――不安が強く，場なれが悪い――

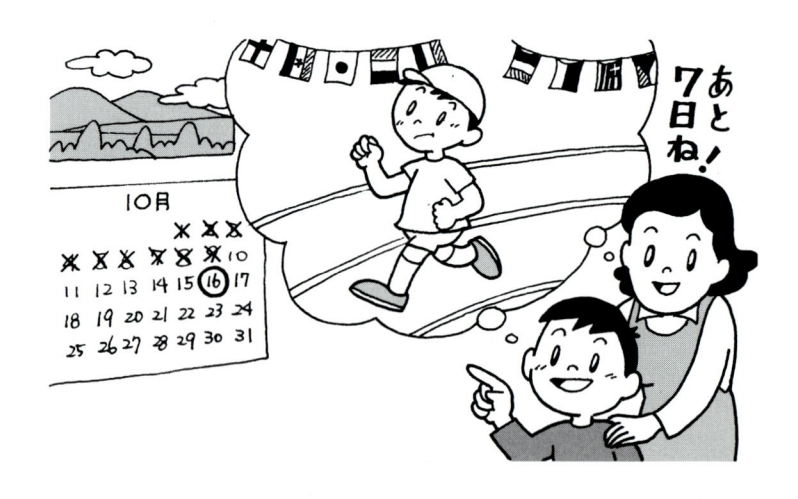

　不安が強く，場なれが悪い子どもの保護者へのアドバイスの概要を**表13**に示しました．新しい場面や事柄になじみやすくする，ひいては，挑戦しようとする気持ちが持てるようにしていくためのアドバイス，ということになります．

　背景が何であれ，不安が背景にあることを配慮したアドバイスを考えなければいけません．忘れてはならないのは，日常生活で適応できないほどの不安がある子どもでは，激励や強要でうまくできることはない，ということです．ポイントは，不安を軽減することですから，成功体験を積ませる，予期不安に対して十分な説明をする，失敗を受け入れる，無理をしない，ということになります．

　なお，発達障害，児童虐待，不安性障害，強迫神経症が疑われた場合には，専門機関への受診を勧めます．ここでも，児童虐待が疑われる場合には，継続指導事例として切れないようにしていく必要があります．

8 不安が強く，場なれが悪い

表 13 「不安が強く，場なれが悪い」ことに関する保護者へのアドバイス

考えられる状態	保護者へのアドバイスの実際
（1）気　　　質	訴えに関して，聞き役に徹する．保護者の養育状況への共感，賞賛．「問題行動」が正常発達内のものである可能性が高いことの説明．正常発達内ではあっても子どもの行動を心配するのは当然であること，でも様子をみていていいことなどを保証．
（2）発達障害 広汎性発達障害	ことに当たっては，あらかじめよく説明し予測を持たせる．説明のときは，目でみてわかるヒントを活用．
精神遅滞	得意な課題・好きな課題を中心に行い自信を持たせる．日常的に，いろいろな体験をさせる．日常的にほめるなど，肯定的に対応する．
（3）情緒の問題 反応性愛着障害	集団にいれることの利点を説明し促す．保護者がイライラしたら子どもから離れてよいと話す．子どもと一緒にいて楽しいと感じた時間を探す．
選択的緘黙	得意な課題・好きな課題を中心に行い自信を持たせる．話さなくてもよいことを保証する．
分離不安	何もしなくても子どもと一緒にいる時間を増やす．子どものすることを待ってあげる（せかさない）．
社交性のない家族の影響	得意な課題・好きな課題を中心に行い自信を持たせる．日常的に，いろいろな体験をさせる．
不安性障害	不安症状のつらさへの共感を示してあげる（例：自分でもどうしようもなくソワソワするんだよね，など）．不安を感じる状況には少しずつならしていく．症状が強ければ，医療機関へ．
強迫神経症	強迫症状のつらさへの共感を示してあげる（わかっているけどそうしないではいられなくてつらいんだよね，など）．症状が強ければ，医療機関へ．

筑波大学心身障害学系　**宮本信也**

III 気になる問題点とアドバイス

9 呼んでも反応しない

原因として次のようなことが考えられます．

①聴覚障害，②自閉症
③ADHD，④異常ではないもの

聴覚障害

　まず第1に考えるべきは聴力の問題がないか否かです．年齢にもよりますが，いろいろな状況での音への反応を注意深く観察してみます．乳児の場合に最初に気づくのは，突然の大きな音へのびっくり反応です．人の声には反応しなくても，救急車のサイレンや太鼓の音などに反応するなら，一定の音量の音は脳まで到達しているはずです．一方，お菓子の箱を開けるような小さな音や隣の部屋の音量を絞ったテレビの音への反応はどうでしょうか？

　日常生活では，音と映像は同時に示されることが多いものです．したがって，聴覚障害の有無の有力な決め手は，みえてない場所からの音に対する子どもの反応ということになります．

　慢性中耳炎やムンプス（おたふくかぜ）による聴覚障害にも注意しなければなりません．治療が中途半端な中耳炎は難聴（軽度が多い）の原因になります．聞き返しが多くなったり，発音が不明瞭であったり，時には聞こえていないかのように振る舞うこともあります．ムンプスによる聴覚障害は片側だけのことがあり，しばしば学童にならないと気づかれないことがあります．日常生活で片側のみの難聴を明らかにすることは難しいようです．電話の受話器を取るのが片側のみであり，反対側で聞かせても反応しないのなら，そちら側に問題がある場合もあります．どちらも以前からというのではなくて，あるエピソードの後からの問題ですので，一度聴力検査で異常がないことを確かめておきましょう．難聴のハイリスクを表14に示します．

表14　難聴のハイリスク

（1）親がこの子は難聴ではないかと疑っている場合
（2）難聴の家族歴
（3）両親の血族結婚
（4）胎内感染―先天風疹，梅毒，サイトメガロウイルスなど
（5）顔面口腔領域の先天奇形
（6）交換輸血が必要なレベルの新生児黄疸
（7）低出生体重児
（8）重症仮死，周産期の無酸素血症，アシドーシス
（9）機械的人工換気が必要な新生児期の重度呼吸障害
（10）新生児期の重症感染症
（11）聴器毒性薬剤の使用歴

（加我牧子：小児の言語障害．有馬正高，加我牧子(編)，発達障害医学の進歩，pp.1-10，診断と治療社，1993より引用）

自閉症

たとえば，隣の部屋のテレビの音(特に気に入った番組のテーマ音楽など)で飛んでくるなど，ある種の音には確実に反応するが，名前を呼んでも振り向かないというのであれば，興味関心の偏りによる無反応を考えなければなりません．その子どもが年齢相応の言葉の発達を遂げているかどうかも重要な目安になります．つまり，言葉の発達が遅く，そして呼んでも無視するような状態に気づかれたならば，発達障害の専門家の判断を仰ぐべきでしょう．

ADHD

何かに没頭しているとき，ADHDの子どもは周囲に注意が向いていません．そのような場合，呼んでも反応がないことがあります．しかし，保護者の方々の心配や悩みが「呼んでも反応しない」ことであるのはまれです．幼児期の訴えは多動であること，衝動的であることが中心です．ADHDでは，不注意という症状があります．この不注意症状の一部である「呼んでも反応しない」ことは，学童期に明らかになるのが大部分です．

保護者へのアドバイス 9
――呼んでも反応しない――

まずは聴力検査を！

　いろいろ考えるより，まず第1に聴覚障害の可能性を否定すべきです．聞こえていない状況を長く続けるのは，結果的に言語発達の阻害因子となります．極端にいえば，呼んでも振り向かない子どもに気づいたなら即刻，子どもの聴力検査が可能な専門家に相談します．聞こえていなければいくら上手にはたらきかけても，何もしないのと同じともいえるからです．

　聴力検査の結果，聴覚障害がないことが確実なら，その原因を精神発達の問題に向けなければなりません．脳全体の発達を促すためには，長期的な観点からの指導と援助が必要となります．

　一方，すでに発達障害（自閉症あるいは精神遅滞など）と診断されている子どもであっても，聴覚障害が発症していないとは限りません．前述したように，慢性中耳炎やムンプスは聴覚障害の原因になります．発達障害の子どもであっても，これらの疾患に感染しないとは断言できないからです．言葉の発達に困難がある子どもが，聞こえの問題を併せ持てば，さらに言葉の遅れを加速することになってしまいます．早い診断が，かえって聴力の問題に目を背けさせてしまう結果となっては，いったい何のために早期診断を受けたのか意味がなくなってしまいます．

　筆者の個人的体験ですが，精神遅滞とほかの機関で診断を受けた4歳児が，転居のため改めて相談にいらしたことがあります．診察の際に気づいたのは，自然で親しげな人当たりで自閉症とはとても思えないのに，音（汽車のおもちゃの出す音や呼びかけ）に反応しないことでした．保護者の聞こえに対する感触をうかがってみると，以前は聞こえていないと思っていたが専門家に「精神遅滞」と診断されたので，このように振る舞うのが精神遅滞だろうと思っているとの返事でした．どうしても気になったので，聴力検査を改めて依頼したところ，中等度から重度の難聴が明らかになりました．

このことでおわかりのように，自閉症や精神遅滞との診断が，聞こえは大丈夫と保証することではないのです．その後，言葉の遅れを主訴とした相談では，原則として聴力検査を受けていただくことにしています．たとえ保護者が聞こえていると確信を持っていてもです．そのくらい，聴力の問題には関心を持つことが重要です．

国立特殊教育総合研究所病弱教育研究部　　原　　仁

Column

　本文では，疾患として位置づけられる場合について記載されていますが，「呼んでも反応しない」子どもは，どこの家庭にもいるものです．夕ご飯になっても返事をしない，お風呂だよっていってもテレビに夢中になっている，もう寝なさいといってもマンガを読んでいるなど，子どもが呼んでも反応しないのは日本の親に共通する日常的な悩み事です．

　こうした子育ての悩み相談などを受けていると，ある共通した事実が浮かんできます．それは，夕ご飯のときにテレビをみながら食べているということです．「まさか，夕ご飯のときにテレビがついていませんよね」と尋ねると，9割以上の母親が下を向いてしまいます．家族全員がお互いの顔をみるのではなく，テレビ様に向かって口だけ動かしながら夕ご飯を食べているなんて，とても異様な光景なのですが，それを変だと思わないところに問題があるように思います．また，寝室にテレビがあって寝る直前までみているなどということも少なくないようです．

　これでは，子どもの脳が疲れてしまいます．映像や音声という情報を処理するには，かなりの労力を必要とします．そのために，子どもの脳は必要な情報は取り入れ，不必要な情報は無意識に無視するという自己防衛をしている可能性は十分にあります．夜，子どもがテレビのついている部屋で別の遊びをしていて，おもしろい場面になったらそのときだけテレビに目を向けるなんてことを経験したことはありませんか？　必要な情報は取り入れ，じゃまな情報には反応しないという子どもの見事な適応行動です．子どもにすれば，せっかく遊んでいるときの「お風呂に入りなさい」という言葉は，じゃまな情報なんですよね，きっと．

（小枝達也）

10 不器用である

　不器用さを運動の協調性の不十分さと置き換えてみると，粗大運動と微細運動をある程度分けて評価できる年齢にならないと，不器用であるとは断定できないように思います．具体的には，3歳以降でないと判定は難しいでしょう．たとえば，1歳4か月までに歩き始めなければ，正常な運動発達とはいえないとして，その原因の精査と注意深い経過観察が必要となります．

　不器用さの原因として，次のようなことが考えられます．

　　①脳性麻痺，②発達性協調運動障害
　　③HFPDD，④ADHD，⑤LD

脳性麻痺

　明らかな脳性麻痺であれば，乳児期に診断が可能です．しかし，きわめて軽微な症状であれば，脳性麻痺であることが診断されずに，幼児期を迎えてしまうかもしれません．成熟児ではまれかもしれませんが，最近出生率が増加している極低出生体重児(出生体重 1,500 g 未満)の子で，成長と発達がよいと，軽度の脳性麻痺がみのがされている場合があります．未熟児だから不器用と決めつけずに，疑わしいならば，脳性麻痺の子の診察になれている小児神経科医の診察を受けてみることも必要です．

発達性協調運動障害

　後に上記診断が可能となる，いわゆるきわめて不器用な子の乳幼児期の発達は，その程度にもよりますが，必ずしも運動発達に遅れを示しているわけではありません．首が座る，お座りをする，はいはいをする，つかまり立ちをする，そして歩き出すなどの発達里程標(正常発達の目安となる能力)は正常範囲であることもまれではありません．もちろん，遅れを示している子もいることは確かです

が……．

　むしろ注目しておくべきなのは，軽度の言葉の遅れです．それも，理解の遅れはないが，発音が不明瞭であったり，少々吃ってしまうなどの，言葉の問題としては比較的軽いものが多いのです．

　言葉の遅ればかりに目を奪われていると，なんとかしゃべるようになって，ほかの行動や情緒の問題もない場合は，言葉の問題が解決するとやれやれと安心して，運動の問題が放置されたままになっていることがあります．運動を好まないのは，親もそうだから，環境がそうだからと思い込んでいませんか？

　発達性協調運動障害の概要は**表15**に示した通りです．程度の問題かと安易に考えてしまうのは大人の考えであり，子どもたち自身はかなり困っているのが実態です．具体的な状態としては，粗大運動としては，ボールの扱いに問題(片手で投げられない，蹴ることができない，まりつきができないなど)を示したり，縄跳びができない，自転車に乗れない(乗れてもいつまでも補助輪がとれない)など，いわゆる外遊びに困難を示すのです．子どもによっては，これらの遊びがうまくいかないから，外遊びを好まず，すぐに室内に戻ってしまいます．周囲の大人も「できない」と考えるよりも「嫌いだから」としてあえて問題視しない場合もあります．

　不器用の程度が重度の子どもの場合は，粗大運動ばかりでなく，微細運動(日常生活動作)にも影響が及びます．お箸を使わせようとしてもうまくいかない(嫌がる)，服の脱ぎ着をいつまでたっても覚えようとせずに，親任せにしている，ボタンをかけようとしない，服の裏表・前後，あるいは靴の左右をしょっちゅう間違えるなど，本来は身についてもよい時期になっても，覚えられないのが特徴です．通常，微細運動と粗大運動の両者に問題を示す場合は重度であり，どちらかのみを示す軽度の場合もあります．

HFPDD

　HFPDDの診断に不器用さは必須ではありません．しかし，かなりの不器用さを認めるHFPDDの子どもは確かに存在します．HFPDDの一部であるアスペルガー症候群では，発達のよい言語能力と比べると不器用さが際立っている子ども

が少なくありません．なお，米国精神医学会の診断基準（DSM）では，HFPDDと判断された場合は発達性協調運動障害とは診断しない取り決めになっています（**表15**参照）．

ADHD, LD

それぞれの障害の30～50％が発達性協調運動障害を合併するといわれています．ただし，LDに関して注意しなければならないのは，発達性協調運動障害＝LDではないことです．確かに，不器用であれば学習の困難が発生しやすいです．体育，音楽（特に楽器の操作）あるいは図工（特に工作）が極端に苦手な子は発達性協調運動障害の可能性がありますが，聞く，読む，書く，計算する，推論する能力に問題がなければLDとは診断しない取り決めになっています．

表15　発達性協調運動障害の概要

（1）　運動発達の著明な遅れ──不器用
（2）　学業や日常生活に影響を及ぼす──程度
（3）　神経学的「微徴候」の存在
（4）　身体疾患／神経疾患（脳性麻痺，筋ジス）は除く．
（5）　広汎性発達障害は除く．
（6）　精神遅滞との合併は一部認める．
（7）　学童の6％くらいと推定される．

（Polatajiko HJ : Developmental coordination disorder（DCD）: Alias clumsy child syndrome. In Whitmore K, Hart H, Willems G（eds）: A neurodevelopmental approach to specific learning disorders. pp.119-133, Cambridge University Press, 1999　より引用）

Column

　不器用を脳の発達という観点から説明するとこうなります．3歳前の幼児が初めてはさみを使う場面を思い浮かべてください．一生懸命に指を使ってはさみを開こうとします．そのときに，指と口が一緒に開くのをみたことがありませんか？脳のなかで指と口の運動をつかさどる場所はとても近くにあります．そのために，全身全霊を傾けて「指よ，開け」と脳が命令すると，近くにある口の運動領域までもが命令を発してしまい，口も開くというわけです．そして紙を切ろうとはさみを閉じると，口も一緒に閉じてしまいます．はさみを使い始めた幼児が，チョキチョキというはさみのリズムに合わせて口をパクパクさせるのにはこうした理由があるのです．

　何度もはさみを使っているうちに，習熟してきます．そうなると全身全霊を傾けなくとも指を開くことができるようになります．脳における指の運動領域は指だけに，口の領域は口だけに命令を送ることができるようになります．これを機能の局在といいます．機能が局在すること，これが脳の発達という一側面なのです．

　ところで，不器用っていう言葉は，日常生活のなかでいろいろな場面で使われますよね．「手先が不器用」という意味から，世渡りが下手で「生きることに不器用」といわれることまでいろいろです．あまり人から指摘されたくない言葉ですが，逆に考えると不器用という言葉の裏には，「病んではいない」という意味があるように思います．病気などではないのでがんばれば少しずつでもよくなるよ，という励ましの気持ちをこめて，「君は不器用だなあ」といえるようになりたいものです．

（小枝達也）

保護者へのアドバイス 10
―不器用である―

まず専門家の評価を受ける

やはり，周囲の子の運動能力からかなり劣るのがはっきりしているなら，たとえば，運動会で一斉にする体操などで目立ってしまうのなら，専門家の評価を受けてみるべきです．概して，言葉の遅れや視力・聴力の問題より，運動の協応性の優劣は軽くみられている場合があります．このような子の評価は，作業療法士が担当します．子どものリハビリが可能な大きな専門病院や，地域の療育センターに作業療法士が所属していることが多いようです．かかりつけ医に相談して紹介してもらうとよいでしょう．

作業療法士は評価のみを担当するのではなくて，いわゆる訓練をするのが大きな役割です．評価の結果，個別指導や集団指導の必要があるとして定期的に通うことを勧められるかもしれません．あるいは，定期的な訓練は必要ではないという判断でも，家庭でどのような工夫が可能かのアドバイスはもらえると思います．必要に応じて，定期的な評価は受けていきましょう．

親がまず相手をする

不器用さはそのまま放置すると，いつまでも不器用のままです．逆に，少しでも練習をすると，以前とは違った状態（不器用さの軽減）に確実になります．問題はうまくいかないときに，いかにあきらめないで続けさせるかです．

就学前の子どもであれば，親の声掛けと励ましが最も有効な援助手段，動機づけになります．しかし，本人がやる気をなくしていたり，以前に失敗していたりすることを強要してもうまくいきません．たとえば，ブランコから転げ落ちてけがをした子どもに，「勇気を持って再度チャレンジ！」といっても，たいていは，少なくとも，けがの直後は尻込みするのは当然です．

最初はまだやったことがないものがよいのです．そして，ちょっと手を添えてあげるとうまくいくことから始めてみます．たとえば，平均台の上を歩くにして

も，すぐに歩かせて足を踏み外す(失敗する)よりも，手を持って最後まで歩かせることから始めるのです．まず，成功させなければなりません．

　本人が乗ってきたら，何度もできることを確認させましょう．親が最後まで，本人が納得するまでつき合ってあげるのです．そして，成功をともに喜ぶのです．「こんなにできた！　○○ちゃんはすごい！」とのほめ言葉も忘れずに．

訓練よりも遊ぶ

　結局，楽しくないことは長続きしません．前述したように，訓練のためにどこかの機関に通うのは，どうしたら効率的かを親子で学ぶにはよいですが，せいぜい1時間程度の「訓練」で，子どもの不器用さがなくなるとは思えません．いかに楽しく遊ぶかです．そのなかで結果として，身のこなしや手指の巧緻性が向上するとよいです．

　テレビゲームの機械の操作の際には，目にもとまらないほど素早く正確に指が動くのに，いざボタンをはめようとすると，靴ひもを結ぼうとすると，いつまでたってもうまくいきません．当面，苦手は後回しにして，興味を持つこと，好きなことから始めます．

　水が好きなら水泳教室，音楽が好きならリトミック教室と本人の上手下手は別にして，楽しめる集団に入れてみるのもよい方法かもしれません．

国立特殊教育総合研究所病弱教育研究部　　原　　　仁

11 親から離れにくい，親がいなくても平気

愛着の発達

　生後半年ころから赤ちゃんは親とそれ以外の人とを区別し始め，親にだけ強い愛着行動を示すようになります．1歳までの赤ちゃんにみられる愛着行動を**表16**に示しました．愛着の形成は人との交流の基本であると同時に，人との共感の始まりでもあります．信頼できる人から十分に愛される経験がない限り，人への共感や優しさを育てることは困難です．

　赤ちゃんは1歳を過ぎると運動能力の発達によって，養育者から自分の意志で離れることができるようになります．1歳台前半の子どもは広がった世界の探索に夢中になって，母親を一時忘れたかのように，母親から遠く離れることもあります．しかししばらくすると母親を探し親のもとに戻ってきて身体接触をし，また再び探索に出かけていきます．あたかも身体接触でエネルギー補給を行っているかのようです．このように親は子どもが周囲の世界を探索するときの基地の役目をはたしているのです．

　その後，1歳台後半から2歳過ぎにかけて，再接近期と呼ばれる複雑な時期が来ます．このあたりから生活習慣の練習やしつけが始まるためもあって，子どもは親と自分との意思が必ずしも一致しないことに気づくようになるのです．ここでこれまで一体の存在であった親との対立が初めて生じてきます．子どもは親の意思に反しても自分の好奇心や欲求に従いたい気持ちと，母親との一体のなかにとどまりたい気持ちとの両方を持つという葛藤を抱えることになります．そのために，追いかけてくれることを期待して飛び出したりその一方で後追いをしたり，着替えを手伝うと怒るが手伝わないと一人ではできないのでこれも怒るといった矛盾した行動をくり返すようになるのです．この時期は親子とも不安定になりやすいのですが，親が一貫した態度で子どもに接することがとても重要であり，子どもはそのなかでやがて母親や父親のよいイメージを保持できるようになって，親が不在でもあるいは親から叱られたときにも大混乱をしなくなってき

表16　1歳までにみられる愛着行動

行　　動	乳児の様子
（1）差別的に泣く	母親以外に抱かれると泣くが母親が抱くと泣きやむ．
（2）母親の退出で泣き叫ぶ	母親が部屋から出ていき子どもの視野から消えると泣き出す．
（3）差別的な微笑	母親といるときがよりくつろいでよく笑う．
（4）差別的な発声	他人よりも母親と交流するときがよく声を出す．
（5）母親の方向への視線・姿勢の定位	ほかの人に抱かれていても母親をじっとみる．
（6）差別的な接近	母親と他人とが一緒にいても母親の方へはってゆく．
（7）後追い行動	はいはいを始めると，母親の退出で後を追ってはうようになる．
（8）歓迎反応	しばらく不在であった後に母親に会うと大喜びをする．
（9）よじ登りと探索行動	母親の膝の上によじ登り母親の体を探索し，顔，髪，服などをいじって遊ぶ．
（10）顔うめ行動	母親から離れて周りを探索したのち母親のもとに戻ると顔を膝などに埋める．
（11）探索のよりどころとしての母親の利用	はいはいをして少し離れて周囲や人を探索するが，時々母親のもとに戻ってくる．
（12）安全な場所としての母への避難	外界から脅かされるとできるだけ遠ざかり母親のもとへ逃げ帰る．
（13）しがみつき	怯えていたり，疲れていたり，健康がすぐれなかったりすると，母親に対するしがみつきが顕著になる．

（Ainsworth MD : The development of infant–mother interaction among the Ganda. In Foss BM（ed）: Determinants of　infant behavior 2, pp.67–112, Wiley, New York, 1963 より引用）

ます．人への基本的な信頼が形成されるのです．子どもは，親とは独立した人格を持つ私として自律的な行動ができるようになってきますが，その一つのあらわれが3歳前後にみられる第一次反抗期です．これは幼児の最初の発達課題が達成されたことを示すとても重要な節目となります．またこのような事情を踏まえて，この年齢から集団保育が開始されるのです．このような愛着の発達を踏まえてみるとわかりやすくなります．

親から離れにくい子

以下の問題が考えられます．

①軽度 MR，②HFPDD
③親の高い不安

①では全体的な発達の遅れがあるために，対人関係の発達も数か月単位で少しずつ遅れ，ほかの同年齢の子に比べた場合に，親から比較的容易に離れられる年齢になっても，親から離れることに強い不安を示す場合があります．②の場合では一般的には親から平気で離れるというパターンが多いのですが，まれに逆に離れにくい子どもがいます．この場合は特に母親を自分の分身のように支配していて父親すら拒否するといった子どもが多く，母親が離れようとするとパニックを起こします．ところが，自分の興味のあるものには，自ら引かれてぱっと離れてしまうことがあります．③はたとえば母親のうつ病など何らかの要因があって，基底的信頼の形成がうまく進まなかった場合です．このような場合には親しい大人がそばにいないとすぐに不安になってしまう状況を示します．

親から平気で離れてしまう子

これには次の問題が考えられます．

① HFPDD，② ADHD
③虐待など子育ての大きな問題

①は自閉症と同様に親から平気で離れて不安を示さないということが，大きな

行動の特徴になります．ただし知的障害を伴う自閉症よりも高機能児の場合には親から離れなくなる年齢が比較的早く，3歳前後になるとどこに行くのかわからなくなることは少なくなります．②の場合には，興味を引かれて突進をするので平気で離れてしまいますが，①と違って対人関係の問題があるのではないため，そばに親がいないことに気づくと，またふらふらと探しに戻ってくることが特徴です．③の場合には，親からぱっと離れて走り去るということはないのですが，親以外の人にもすぐにべたべたと甘え，親がいなくても平気という子どもが少なくありません．

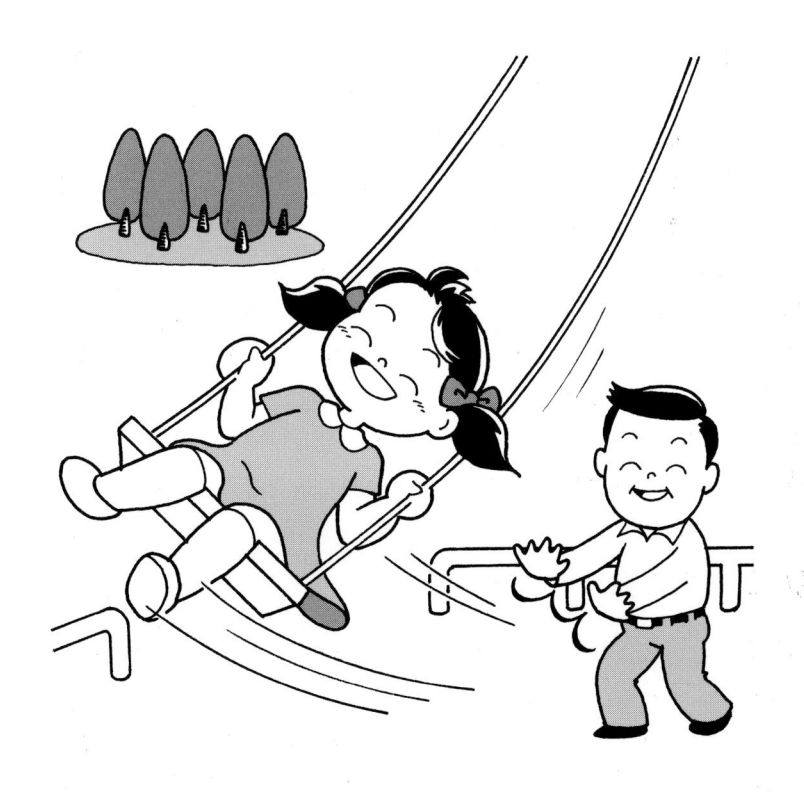

保護者へのアドバイス 11
――親から離れにくい，親がいなくても平気――

親から離れにくい子

　一般的には無理に引き離すことはしないほうがよく，子どもに十分に安心を与えて，親が一時的にいなくてもまた再会できることを教えていくことが重要です．

　（1）不意打ちで分離を経験することがないように，必ず予告をしましょう．別れるときには，夕方にはまたお母さんに会えるから我慢しようということをいい聞かせましょう．

　（2）再会場面を大切にしましょう．できれば感動のご対面を毎回演出してください．駆け寄ってきた子どもをきちんと抱きとめ，「お母さんも寂しかったよ．よく我慢できたね」と声掛けして子どもをほめましょう．

　（3）普段の親子関係が大切です．子どもが自信を持てるように，自分の意志をあらわしたときに，無理に押さえたりしないように心掛けましょう．また自分で遊びにいくなどの場面で励ましていきましょう．

　HFPDDの場合でも基本は同じですが，母親との関係以外にもいろいろな儀式やこだわりを持っていることが多く，毎日の生活が儀式で縛られてしまうこともあります．このような場合には母親は子どもとのつき合いにくさを強く感じていることが多いのです．子どもの発達の専門家を受診しきちんとした診断を受け，生活場面でどのように子どもに接すればよいのか助言をもらうことをお勧めします．

親から平気で離れてしまう子

　基本的な愛着の形成が不十分であることが多いので，子どもとのかかわりをつくるところから始めることが必要です．

　（1）子どもとの時間をきちんとつくりましょう．子どもが一人で遊ぶことを好んでも，たとえば同じことを一緒にしてみる，公園で一緒に遊ぶなど，子ども

と楽しく過ごす時間をつくっていきましょう．

（2）叱りすぎていないか，振り返ってみましょう．一つ叱ったら一つほめるというのが原則です．ほめることがなければ，「今日は迷子にならなかったね」とトラブルがないことをほめていきましょう．

（3）子どもの気持ちがよくわからないときには，子どものしていることを真似して実行してみましょう．子どもが何をおもしろく感じているのか実感できることが少なくありません．

（4）子どもの興味や関心がどこにあるのか，子どもの目でみなおしてみましょう．そうすると，ここは子どもが突進をしやすいといった場所がおのずからわかってきます．このような場所では子どもから目を離さないことをお勧めします．

平気で離れてしまう子どもは，発達の問題や子育ての問題を抱えている場合が多いので専門家への受診を勧めることが必要です．

あいち小児保健医療総合センター心療科　**杉山登志郎**

Column

　私事で恐縮ですが，生涯教育の一つで，子育てセミナーの講師などというものを仰せつかっています．年に何回か，保護者向けにお話をするのですが，こういった集会に参加してほしいと思う人たちは来なくて，「幸せいっぱい」という人たちが参加してきます．こんなときって何を話せばいいのか，本当に困ってしまいます．仕方がないので，「子どもたちに大好きだよって声を掛けていますか？」などと聞いてしまいます．すると，幼児をつれたお母さん方が，大きくうなずいてくれます．そこで，「それじゃあ，小学生や中学生の子どもにも大好きだよっていっていますか？」と聞くと，うなずく顔は極端に減ってしまいます．小学生や中学生も親から「大好きだよ」っていってほしいのにね．

（小枝達也）

12 偏食がひどい

　偏食には子ども独特の味覚の特性という問題があります．たとえばお菓子が好きで，野菜が嫌い，カレーが好きで，お寿司があまり好きでない，などです．子どもの好きな色はあでやかな明るい赤や黄色です．同様に子どもの好きな味ははっきりした味です．野菜のような淡泊な味は子どもの舌が好む味ではないという要素があるのです．したがってそれほど焦らなくとも，少しずつ食事の工夫をしていけば，成長につれて徐々に食事の内容が広がり，好き嫌いがなくなっていきます．次の問題を考えます．

　　①高機能自閉症，②LD
　　③一般的な幼児の偏食

　①の場合には，知的障害を伴った自閉症ほどではありませんが，こだわり行動や知覚過敏性にからんだ偏食があることがあります．またこの場合には食事内容を常に広げる努力をしていないと，かえって食事が狭くなる傾向があります．もっともこれまでの調査で，ほとんどの食品において自閉症と正常児とはほぼ同じ好き嫌いの分布曲線を示しています．つまり自閉症も正常児も先に述べたような食品の好き嫌いそのものにはあまり差がないのです．
　②においても，非常にまれですが味覚の異常を持つ子どもが存在します．このような場合も，対応は広汎性発達障害に準じます．
　③はいわゆる偏食で，非常に一般的にみられる現象です．
　これまでしばしば特定の食物が自閉症やADHDの原因であるという説がマスコミをにぎわしてきました．しかし今のところ，これらの仮説で科学的検証によって正当性を証明されたものは存在しません．

保護者へのアドバイス 12
―― 偏食がひどい ――

　健康な食生活は，子どもの健康な生活の第一歩です．次のようなことがまず大切です．

　（1）早寝早起きをして健康な毎日の生活リズムをつくりましょう．1日の生活リズムと食事とは切っても切れない関係にあります．子どもの健康な生活には，基本的な生活リズムをつくることが必要です．夜更かしをして夜食を食べ，運動不足，睡眠不足の状態では偏食がなおるはずもありません．また運動不足では食欲は出ません．外で体を動かしましょう．

　（2）偏食の矯正は1年がかりの課題と考えて焦らずあきらめず取り組みましょう．一番よくないのは，子どもが食べるものだけ出すということです．これでは偏食がなおるはずがありません．

　（3）強い偏食に対しては，徐々に広げる工夫をしましょう．食べることができるものを8割以上用意し，そこに食べられないものを2割程度混ぜていきます．徐々に舌がなれてきて，おいしいと感じられるようになるものです．

　（4）嫌いなものが目立たないように料理の工夫をしましょう．きざんだり，すったり，味を工夫したりすることが有効です．

　このようなステップをきざみ，また特に給食などの場面で偏食指導を焦らずあきらめず行っていけばそれなりの成果が必ずあらわれるようになってきます．

あいち小児保健医療総合センター心療科　**杉山登志郎**

IV 症例から学ぶ保健指導のエッセンス

ADHD, LD, HFPDD, 軽度 MR

IV 症例から学ぶ保健指導のエッセンス

この章では,具体的な子どもの例をあげて,保健指導のエッセンスを解説します.左側に子どもや保護者の様子が物語として書かれています.右側には保健指導のエッセンスが,対応した形で記されています.また,各項目の最後に解説がまとめとして示されています.

さあ,子どもたちの様子から保健指導のエッセンスを学びましょう.

1 幼児編

ADHD

症例 1　弟の健診でさわいでいたＫ君
　　　　（4 歳 9 か月の男児）

　健常な 6 歳の姉と 1 歳 7 か月の弟がいます.私立幼稚園年中組に在籍しています.風邪気味で幼稚園を休ませていましたが,弟の 1 歳 6 か月児健診があり,面倒をみてくれる人がいないため健診に連れてきました.健診会場で健診に来ていたほかの子どものおもちゃを取り上げたり,取り返しにきた子を突き飛ばしたり,会場内を走り回り,ベッドに上がったりする①ので,母親に何度も怒鳴られて②いました.

　あまりの騒々しさに A 保健師が「大変ですね.幼稚園ですか？おうちでもこんな感じですか③」と水を向けましたが,母親は「幼

①このような行動があれば,ADHD かもしれないと疑います.

②さりげなく,母親の言動をみておきます.

③こんな感じで話を切り出すとよいでしょう.

稚園に行っているんですが，今日は風邪気味なので休ませているんです」と答えるにとどまりました．2人の幼児を連れており，明らかにくたびれている様子④でした．A保健師は，それ以上追求せず，「早くなおるといいですね．私は保健師のAです⑤．何か心配があったら相談してください」といたわりの言葉を掛けました．

　翌日，A保健師はK君の家に電話を掛け⑥，K君の様子が気になったので電話したことを告げました．母親は，A保健師の名前を覚えており，実は家庭でも，幼稚園でも落ち着きがなく，叱るとやんちゃが出たり，姉や弟に乱暴をするので困っていることを相談してきました⑦．A保健師は，訪問して相談に乗るという約束をしました．

　翌週，A保健師は家庭訪問をし⑧，十分に話を聞いた後，発達上の心配について相談に乗ってくれる発達相談センターを紹介しました．母親は，そんなところにまで相談しなければならないほどなのかという顔をしました．A保健師は，「最近，こういった相談が多く，ほかの方も気軽に利用しておられますよ」と勧めました．母親は，そんなものなのかという感じでしたので，A保健師はその場で発達相談センターに電話をし，母親の都合

④ここで深追いをすると母親は拒否的な態度に出てしまいます．

⑤名前を告げて，印象づけておくとよいでしょう．

⑥電話を掛けて様子を聞く場合，できれば間を空けない方がよいでしょう．

⑦このようにすぐに保護者が乗ってくればいいのですが，そうとは限りません．乗ってこない場合，名前と連絡先を伝え，気になればいつでも相談に乗るという意思表示をしておきます．

⑧専門的な相談の場を紹介するのは，電話ではなく，実際に顔を合わせているときに行います．また，ADHDといった疾患名を不用意に保護者には聞かせないようにしましょう．不安を煽るだけです．

⑨専門的な相談の場に初めて行くのは，保護者にとってためらいがあります．保護者に代わって予約を取ったりすることも必要です．

に合わせて予約を入れました⑨．1か月後，A保健師はK君宅に電話を入れて，受診してどうだったかを聞きました⑩．母親は，今後何回か発達相談センターへ通うことにすると話しました．A保健師は，安心して「ほかにも心配があればいつでも相談してください⑪」と告げて電話を切りました．

⑩受診したかどうかの確認をしておきます．

⑪医師よりも保健師の方が話しやすいことがありますから，常に窓を開けておきます．

症例2　保育所で集団行動ができないY君（5歳7か月の男児）

　B保健師は，なじみの保育士①からY君が落ち着きがなくて困っているという相談を受けました．1年後には小学校へ上がるというのに，保育士の話を聞くという態度がみられず，食事の途中で立ち歩いたり，友達にちょっかいを出したりとトラブルメーカーになっています．思いどおりにならないと大声を出すので，子どもたちが遊びたがらないこともあります②．去年の運動会では，みんなと一緒にダンスを踊ることができず，先生がつきっきりでした③．落ち着きがないことが気になると保護者に伝えましたが，保護者の反応は鈍いものでした．どうしたらいいだろうという相談でした．B保健師は，これまでの乳幼児健診記録④を調べてみましたが，特に言葉の遅れや多動などの指摘はありません

①このように保育関係者と協力関係を日頃からつくることが望まれます．

②保育士はこのような行動をよくみており，どこに相談したらよいか悩んでいることが多いのです．

③次の事例に生きるように，去年の段階で保健師に相談してほしい旨を保育士に伝えることも大切でしょう．

④これまでの健診記録を活用することは大切です．

でした．保育所へ様子をみにいった⑤ところ，確かに一つの遊びに集中できず，ウロウロしていることが多いようでした．B保健師は，主任保育士と担当保育士から話を聞き，発達相談センターという相談機関があることを知らせ⑥，保育士から案内してもらうよう依頼しました．しかし，主任保育士は保護者がその気にならないだろうと，消極的でした⑦．そこでB保健師は，お迎えの時間にY君の母親に会ってみることにしました⑧．Y君の母親は，何事かという顔つきでB保健師をみながら，「男の子だからこんな程度はふつうだと思う．心配があれば自分から相談に行く⑨」と取り合いませんでした．B保健師は，自分の部署の案内書と発達相談センターの案内書を渡して引き下がりました⑩．保育所には，秋の運動会での様子など，その後の連絡を依頼しました．

　秋になってY君の担任保育士から電話が入りました．今年の運動会でも自分勝手な行動が目立ち，保育所からも相談を勧めましたが，やはり反応は鈍い⑪ということでした．B保健師は，再びY君の母親に会って，発達相談センターを勧めました⑫．母親は「またか」という顔をしながら，B保健師の「小学校に入ってからが心配」という言葉に対し

⑤できれば訪問をして自分の目で確認します．

⑥複数の保育士から情報を得ると同時に，どのような対策があるかを知らせます．

⑦特に「私立」の場合，保育士から保護者にはいい出しにくいという現実があります．
⑧保育士などの協力が得られないときには，自らが動きましょう．

⑨取り合ってもらえないことはよくあることです．気落ちしてもいけませんし，あきらめてもいけません．
⑩この案内書をみて，意外と保護者から連絡が来たりします．

⑪この段階で相談に来てもらえることも多いようです．

⑫再び会ってみても拒否されることもあります．しかし断られても仕事（行政サービス）と割り切って，必要なことは粛々と行います．

IV 症例から学ぶ保健指導のエッセンス

て「自分も心配なので，厳しく怒っている」と告げました．B保健師は厳しくするだけでは問題は解決しないこと，少しコツがあるらしいことを伝えた⑬ところそんなコツがあるなら自分も教わりたいと乗り気になり，発達相談センターの受診を承諾されました．

⑬わが子を心配しない保護者はいません．心配解決の方法を具体的にアドバイスするなども，保護者の信頼を得るのに役立ちます．

症例3　多動や衝動性が目立つN君
　　　　（5歳7か月の男児）

　3歳5か月で私立幼稚園に入りました．遊具の順番が守れない，遊びたい遊具に突進していくので周囲の子にぶつかったりする，注意するとそのときはやめるが，また同じことをくり返す①，などの行動が目立ってきました．同じ年少組の子は，少しずつルールがわかるようになってきたので，N君の行動が一段と引き立ってしまうようです．教育熱心な母親は，幼稚園で友達らしい子がいないこと，行動が荒っぽいこと，落ち着きがないことを心配して担任のH先生に，新聞でみたADHDではないだろうかと相談してきました②．H先生は，まだ状況の判断が幼いだけなので心配いらないと話しましたが，実はかなり手を焼いていたので，知り合いの保健師に相談してみますかと持ち掛けました③．母親は紹介された保健相談センターへ行き，C

①このような行動はADHD児によくみられますが，N君の年齢と，新しい環境に入って（入園）からまだ3か月であることを考慮に入れる必要があります．

②保護者の方がくわしい情報を知っていることも少なくありません．知らない情報があったら，保護者に率直に尋ねる方が好ましいでしょう．
③保護者をなぐさめる意味で心配いらないと話すのはよいですが，気持ちをくみながらも，次につなげることが大切です．

保健師に相談しました．C保健師は，母親が子育てに疲れ気味で，過敏になっていると感じたので，保健相談センターでやっている「遊びの教室④」に誘いました．遊びの教室に参加してもらった機会をとらえ，C保健師は家庭背景などを聴き，心理相談員にも加わってもらいながら，母親支援を行いました⑤．父親は子育てに全く関心がなく，落ち着きがないことを相談しても「男の子はそんなものだ」というばかりで，父方の祖父母も同じ考えのため，母親のみが心配性で神経質なのだという構図⑥になっていました．そこで秋の運動会で，自分勝手に行動し全く集団参加ができない様子を父親と祖父母にもみてもらい，H先生から母親は上手に対応しているが，なかなか集団行動がとれないので，このままだと友達ができにくく，心配であることをそれとなく話してもらいました⑦．その後，父親は少し理解を示してくれる⑧ようになりました．

年中組になった春に，N君の投げたおもちゃで年少児がけがをしました⑨．以前に比べると多少は落ち着いてきていると思っていた母親には衝撃が大きく，C保健師に子育ての自信がなくなったと相談してきました．C保健師は，H先生から話を聞き，多動は少し

④子育て支援策としてさまざまな対策が企画されています．少し気になる親子はこうした場所を活用します．
⑤こうした母親支援の結果，子どもの行動が落ち着いてくることも多いのです．

⑥家族全体が共通認識を持つことが何より大切です．家庭のなかで母親が孤立する構図を改善するだけでも，子どもによい影響が期待できます．
⑦幼稚園，保育所との密な連携がここで生きてきます．

⑧家族のなかにだれか，母親を支援する人を探し出す手伝いも重要です．
⑨うまく行きかけているようにみえても，こういったエピソードは生じてくるものです．これを医療機関受診のきっかけとするようにはたらきかけるとよいでしょう．

落ち着いたようにみえるが,衝動的に行動することも多く,今回のけがは決してたまたま起きたわけではないことがわかりました.C保健師は医療的なケアも受けられる発達相談センターを紹介し,受診時に同伴しました.医師の指示で2回目以降の受診には父親が同伴する⑩ようになりました.

⑩自信をなくしている母親は,事情を医師にうまく伝えきらないことも多いようです.同伴せずとも,経過を含めて状況が医師に伝わるような配慮が望ましいでしょう.また,父親なども一緒に受診するように促すとよいでしょう.

解 説

　上記の3人ともADHDの多動性/衝動性優勢型に相当します.このタイプでは,動きが多く危険を伴うことがあったり,衝動的に行動してほかの子どもとトラブルになることが多いため,幼児期の早い段階で保育士や幼稚園教諭あるいは保護者から保健師へと相談が持ち込まれます.

　この際に大切なことは,「単に元気なだけで心配ないでしょう」とか「そのうちに落ち着いてきますよ」といった根拠のないなぐさめをいわないことです.相談に訪れる人は,それなりの心配があってやってくるわけですから,それを真摯に受けとめることが基本となります.また逆に「ADHD」という病名を迂闊に口にしない慎重さも求められます.

　幼児期におけるADHDの保健指導で,最も迷うのは「この子はADHDなのだろうか,それとも単にやんちゃなだけなのだろうか」ということでしょう.このみきわめは,しばしば難しい場合や時間を要する場合があります.

　しかし,このみきわめは医者の仕事なのです.「II軽度の発達障害;概論」(p.8)で述べてありますが,ADHDにみえる病気や状態には実にさまざまなものがあります.これらすべてに精通し,そのうえで保健指導することなどとても無理ですし,その必要もありません.

保健指導で必要なのは，本人の「困り具合」を見抜くことです．そのための目安を表17に示しました．これはADHDの重症度を示しています．つまり「困り具合」と考えてください．多くの医師はGAF値31-40の段階から薬物療法を行っています．とすれば，保健指導は中等度であれば行うべきでしょう．保護者の気持ちを支援しつつ，医療機関へとつなげることも必要です．

先ほど本人の困り具合と書きました．ここにも注意が必要です．相談に来られる人は保育士，幼稚園教諭，保護者が主です．その内容は自分たちがどんなに困っているかということになりがちです．こうした周囲の人たちが困っていることもみのがせませんが，何よりも大切なのは，ADHD児本人にどのような不利益が生じているかという視点なのです．

表17　ADHDの重症度の目安（全体の機能評定尺度；GAF尺度）

GAF値	重症度	学校・家庭での状態
1 – 10		自己や他者をひどく傷つける危険が続いている．
11 – 20		自己や他者を傷つける危険がかなりある．
21 – 30		学校・家庭で居場所がなく，友達もいないなど，ほとんどすべての面でうまくいっていない．
31 – 40		家族関係や学校生活で大きな障害がある．
41 – 50	重　　度	友達がいない，または学業の遅れが著しい．
51 – 60	中 等 度	友達がとても少ない，または仲間とのトラブルが多い．
61 – 70	軽　　度	学校や家庭ではかなり適応でき，よい人間関係もある．
71 – 80	軽　　微	

指導のポイント

ADHDの保健活動では，生活指導が重要となります．表18にその例を示しました．

以下は保護者に促す指導のポイントです．まず生活習慣をきちんと守るこ

表 18　生活指導例

（1）起床，就寝，食事の時間などの生活リズムを規則正しくする．
（2）テレビやビデオのみすぎ，テレビゲームでの遊びすぎを是正し，家庭のなかでの音や映像刺激を少なくする．
（3）物を使った一人遊びよりも，親や兄弟姉妹を相手とするやりとり遊びを増やす．
（4）親が子どもを叱るときに怒鳴らないようにし，体罰は極力やめてもらう．
（5）子どもが興奮しているときには叱らない．ヨシヨシもしない．
（6）叱る言葉はピシッと短めに．
（7）就寝前に絵本の読み聞かせを行う．

とです．規則正しいリズムが子どもの心身の発達に不可欠なのはいうまでもありません．保護者自身の生活習慣のみなおしも含めて話し合うようにしてください．

　保護者が遊びの相手をすることで，子どもとの愛着を育む努力も必要でしょう．大好きな大人から注意されると子どもは従いますが，嫌いな大人から受ける注意には反発するだけです．親子の気持ちがお互いに穏やかなときに，母親が口にする「大好きだよ」という言葉が何よりの薬になることでしょう．

　また，子どものためと思って叱るときでも，つい感情が先立ってしまうものです．保護者自身が冷静になってから叱るという心掛けが望ましいでしょう．同時に子どもが興奮しているときに叱っても効果は期待できません．危険を伴うときにはやむをえませんが，そうでないなら無視が原則です．場合によっては，タイムアウトといって別の場所へ移すことも行動療法の一手段として行われています．場所が変わると子どもが落ち着きやすいからです．落ち着いた後で，穏やかに話をする，あるいは話を聞いてあげる，あるいは親子で共感する（例：くやしいことには一緒に「くやしかったねえ」，と共

感する）とよいでしょう．

　叱ったり注意したりする際には，シンプルにきっぱりと行います．ダラダラ，グチグチはいけません．

　すべての子どもでうまくいくわけではありませんが，こうした生活上の指導で，かなりのADHD幼児では行動が落ち着いてきます．

　表18をみて気づいていただけたと思いますが，これらの指導例はADHD幼児に特徴的なことではなく，健常な幼児の子育てにも共通することなのです．ただADHD児の場合には，少しだけ意識的に行うとよいでしょう．絵本の読み聞かせのやり方は，p.36にくわしく記載してあります．言葉が育つだけでなく，人の話を聞く態度が身についてきます．

鳥取大学教育地域科学部人間教育講座　　小枝達也

LD

症例4　LDとADHDを合併したA君
　　　　（5歳10か月の男児）

　健康な両親の初めての子で，妊娠中も，お産のときも特別問題はありませんでした．運動発達にも問題がなく育児のうえでの心配事もありませんでした．ところが誕生日を過ぎ，歩き始めた途端に，動きが非常に多く，一時もじっとしていられず[1]，親が後を追いかけるのが大変なくらい活発な子どもであることがわかりました．

　1歳6か月児健診では会場をちょこちょこ

[1] ADHDの多動型/衝動性優勢型の子どもは歩き出したころから症状に気づかれることがよくあります．

走り回って母親が後を追いかけていましたが，保健師や診察した小児科医からは，特別に問題も指摘されず，元気な子どもでよかったですねということで通過しました②．この子は立ち止まることがなくいつも走っているようにみえ，周囲のみさかいなく飛び出していくのでころんだりぶつかったりで年中けがが絶えません③でした．また興味が移りやすく，今，このおもちゃで遊んでいたかと思うと次の瞬間には別のおもちゃに目が移り，落ち着いて一つの遊びに集中することがないようにみえました．言葉の発達はやや遅めでしたが，1歳の誕生日のころにはママ，マンマという有意語がありましたし，2歳半のときには「パパ　カイシャ」という2語文が出ていました．3歳2か月では立ち止まって聞くことさえできれば言葉による指示にも応じることができました．

　2年保育の幼稚園に入園した日，教室のなかでいきなり走り出し，あっというまにクラスの女の子5人の制帽のリボンをはさみで切りとってしまった④ということです．園の教室で席について先生のお話を聞くことができず，後先考えずに飛び出していくので，ほかの子にわざとぶつかってはけんかをふっかけているようにみえる事態が続くようになりま

②動きの多い子どもでしたら1歳6か月児健診でも，育児相談に乗ってあげる必要があります．当然ながら，この年齢ではADHDであるとは限らないのですが，保護者の大変さに共感することは育児支援上，大切なことです．

③けがをしやすい子・危険を察知していないようにみえる子のなかにADHDの子どもが含まれていることがあります．

④元気がよすぎる子どものいたずらにしても度が過ぎているようです．

した．その結果，A君はクラスで嫌われるようになりました⑤．それでも2か月くらいたつととりあえず決まった時間は自分の席に座っていられるようになりました．周囲の状況の理解はよく，賢い子だと評価されていました⑥．年長クラスになると，ジャンケンの勝ち負けも理解できるし，しりとり遊びにも参加できるなど，発達の遅れは特に感じられなかったようです．しかし，母親は平仮名文字に全く興味を示してこない⑦ことが，気にはなっていました．

小学校に入学後，1か月くらいしてとりあえず自分の席での勉強の態勢がとれるようになりましたが，席でもぞもぞ落ち着かず，ほかの子にちょっかいを出していました⑧．行動面の問題で担任から学校での様子を伝えられることがあり，学校の成績もふるわず，家族も心配になっていました．ある日，テレビでADHDについての番組をみて，うちの子もADHDではないかと心配して⑨，小学校2年生の秋に病院を受診されました．

診察所見に異常なく，知的な遅れもなく行動面の特徴からADHDと診断されました．

WISC-Ⅲ知能検査は言語性IQ120，動作性IQは108と学校の成績がうそのようにびっくりするほどよい数値でしたが，よく調

⑤嫌われて遊び仲間ができにくくなると，ますます多動や衝動性が顕著になってきます．

⑥ADHD幼児は，知的発達の遅れという視点では，その問題を指摘することができません．行動発達という視点が必要です．A君の場合，発達がよいという理由で，幼児期には行動の問題がかき消されてしまっています．
⑦このようにおっしゃる保護者は少なくありません．

⑧典型的なADHDの症状です．女の子の場合は多動よりも不注意が目立つ場合があります．

⑨ADHDの子どもの行動面の「はでさ」ばかりに目がいって，家庭でも学校でも行動上の困難を訴えて外来を受診します．しかし，LDを合併している子であっても，学習面の困難について訴えられることはほとんどありません．

べてみると注意の持続力以外に視覚認知や，視空間の認知が悪く，視覚的記憶もよくないことがわかりました⑩．読み書き能力の検査では，2年生だというのに平仮名の読みはまだ7割くらいしかできるようになっておらず，書くことは自分の名前がやっとという状態であることもわかりました．結局，ADHDに読字困難（読み書き障害）というLDを合併した状態⑪であることがわかりました．

A君は環境調整と朝1回のメチルフェニデートの服薬で落ち着いて勉強に取り組めるようになりました．見て覚えることは苦手なので得意な聴覚入力，つまり聞いて覚えるという勉強法を取り入れ，数か月の練習の末に2年生の終わりまでには平仮名50音すべての読み書きができるようになりました．

⑩実際くわしく調べてみないとLDの存在はわからないことが多いのです．このような子どもが知能検査を受けることはあっても，ふつうの知能検査には読み書きの課題が入っていないのでそこまでわかりません．

⑪幼児期に行動面の心配のある子や言葉の発達が遅めだった子には保健師が注目し，援助の必要な時期に相談相手になります．園や学校が嫌いにならないうちに素早く対応することが必要なので保育士や学校の先生の協力も期待したいと思います．

症例5　未熟児で生まれたB君（5歳6か月の男児）

在胎27週に体重880g，身長34cm，頭囲24.3cmで出生しました．心雑音があり，頻脈となり，動脈管開存症と診断されましたが，薬の内服による内科的治療で改善しました．その後は，呼吸・循環系に大きな異常なく生後3か月で新生児集中治療室を退院し

ました．同じ月齢の子どもと比べて体格は小さめでしたが，首の座り6か月，一人歩き18か月と早期産児としては正常の運動発達と思われました．有意語が18か月，2語文は30か月と言葉も大きな遅れはありませんでした．

　この病院の小児科外来を定期的に受診しており，特別問題を指摘されませんでした．1歳6か月児健診，3歳児健診はどちらも受診しませんでした①．4歳になって幼稚園に通園し始めましたが，集団生活に適応するうえでの問題はありませんでした．しかし5歳ころにはほかの子より手先が不器用で，走ることも相当遅く，粗大運動面も劣っていることに，保護者も園の先生も気がつきました．

　普通小学校に入学後，社会的な適応に問題はなく，平仮名の読み書きの習得にも計算にも困ることはなかったということです．しかし運動面は極端に悪く，走るのが遅く，走り方がおかしいし，鉄棒は数秒間ぶら下がるのがやっと，マット運動は前まわりもできず，跳び箱は2段でも飛び越えられないという状態②でした．しかし明らかな脳性麻痺はありませんでした．

　小学校2年生の夏に，低出生体重児の経過観察外来でWISC-III知能検査を行い言語

①新生児期に集中治療室に入院したり，早くから何らかの遅れを指摘された子どもは，すでに医療機関を受診中だという理由で乳幼児健診を受けないことがあります．そのような場合，保健師の連絡が滞りがちになることもあります．未熟児で出生した子どもたちの経過観察には，特に配慮するとよいのではないかと思います．

②早産低出生体重児では，脳性麻痺という状態でなくとも，バランスや手足の協調性を必要とする運動は苦手なことがあります．

性IQ121，動作性IQ80，総IQ102と評価され，動作性IQの低さ[3]を指摘されました．そのほかの心理検査を総合して，聴覚的な言語理解能力に比べると視覚認知，視空間認知，視覚的記憶が相対的に不良[4]であることがわかりました．

学校の先生は，運動面や注意力が劣っているとは思うが，教室で大きな問題はないと話しておられるとのことです．現在のところ学業に特に困難はなさそうですが，学校で習う漢字が日々難しくなってきており，指導法に工夫が必要になる可能性もないわけではないので，注意してみていきましょうと担当医にいわれています．

[3]ウェクスラー系の知能検査の動作性IQは直接的な運動機能をみているわけではありません．視覚認知にかかわる能力をみていると理解してください．
[4]未熟児はLDのハイリスクと考えられています．認知の偏りや数の操作の困難，記憶障害，集中力の障害を示す子どもは時にみられますが，読字困難など典型的なLDの症状を示すことは少ないようです．

解 説

症例4は，LDの典型的な読字障害にADHDを合併した例です．典型的なLDほど，幼児期にその症状を指摘することは困難です．文字の読み書きや計算といった学業に関する能力は，一般的には幼児期に要求されることがないからでしょう．ただ，幼児の知育教育が行われている地域や保護者によっては，幼児の読み書きや計算能力を問題とすることがあり得ます．その場合には，就学前に気づかれることも出てくるでしょう．しかし，一般的にはLDという診断を幼児期に行うことはできません．

では，幼児期に何の兆しもないかというと，そういうわけでもないようです．読字障害児の母親の言葉を引用します．「おしゃべりやルール理解など

には全く問題がなく，友達とも仲良く遊べていたのに，なぜか平仮名には興味を示さなかった」このようにおっしゃる母親が少なくありません．ここに早期発見のヒントがありそうです．計算障害でも同様のことがあるかもしれません．

さて，ADHDとLDの合併している症例では，ADHDに対する治療的介入を優先します．ADHDの状態を放置すると，興味のあることは学習するが，興味がないことには見向きもしないということになり，認知能力の歪みが増強されかねないからです．また，ADHDのある子では，LDのような認知障害がはっきりしなくとも，漢字練習や算数の九九のように反復して練習することを嫌いますので，二次的に学習困難が出現することもあります．

症例5のように未熟児で出生した場合には，典型的なLDというわけではありませんが，知能検査結果で示されたように，視覚認知能力の低さを示しています．表19にまとめました．

図形の細かな部位の違いや位置関係，あるいは紙に書かれた(つまり二次元で表現された)立体図形の把握などに困難が生じてきます．これらの困難さは，算数の図形問題や画数の多い漢字の学習などのつまずきにつながってきます．なかには計算に困難を示すタイプもみられます．

また，不器用であることも少なくありません．バランスが不良だったりタイミングをとる運動が苦手だったりします．指先の動きにもぎこちなさがあ

表19 未熟児出生児でよくみられる困難

（1）視覚認知障害による漢字の読字書字困難
（2）図形認知の苦手さ
（3）計算障害
（4）不器用による運動の拙劣さ
（5）不器用による書字動作の困難

り，お箸が上手に使えなかったり，鉛筆の筆圧が強すぎたり弱すぎたりすることがよくあります．そのため，文字を書くのに手が疲れやすくなります．

未熟児で出生した子をお持ちの保護者は，一種の罪悪感に悩んでおられることが少なくありません．その分，発達に関する心配も多いようです．劣っているところを指摘するのは医師に任せて，保健師の立場としては，保護者の話をよく聴き，支援するという姿勢をとってください．未熟児出生では，また虐待も起こりやすいのです．母親への育児支援が基本的なスタンスです．

指導のポイント

幼児期には本当の意味でのLDの診断はできませんが，LDを合併する率が比較的高いADHDや，LD類似の症状を呈することの多い広汎性発達障害の診断は可能です．このような子どもでは幼児期にはLDとしての対応を始められるわけではありません．本来の発達障害への対応を優先すべきです．保護者には対応の仕方を説明するだけでなく，その時点での心配事をよく聞いてあげて相談に乗る態度が大切だと思います．ADHDの二次的な不適応は幼児期に診断されず，叱られ続けたという経験に根があることもあるようです．叱るのではなくよい点をみつけられるような接し方が必要です．

低出生体重児は医学的に明らかな合併症や後遺症がない場合でも，定期的な病院受診や，検査が必要になることが多いものです．また受診が必要のない状態であっても育児について保護者への継続的な支援が必要です．小さく生まれたことで過保護になりがちですが，逆に放任や虐待も起こることがあり得ます．運動機能のちょっとした不器用さやバランスの悪さ，認知機能の偏りは，幼児期の遊びや，練習の体験が少ないために症状がよりひどくなっていることもあります．幼児期に体を使って楽しく遊ぶ体験をたくさんできるようなアドバイスも重要です．言葉が遅い原因に聴覚障害が関係していな

いかどうかも常に気を配る必要があります．

　　　　国立精神・神経センター精神保健研究所知的障害部　**加我牧子**

HFPDD

症例6　遊びや日常生活の場でパニックを起こしやすいM君（5歳10か月の男児）

　M君は幼稚園の年長です．ちょっとしたことでパニックとなり大さわぎを起こして困ると園の先生からいわれた母親が心配になり，保健所に相談に来ました．

　連れてこられたM君は，とても人なつっこく全く物怖じもしないで，保健所のS保健師にどんどん話し掛けてきました．聞かれたことにそれなりに答えるのですが，そのうち，話がほかの話題に飛んでしまう①ことがよくありました．それでも，目はきちんとS保健師の方をみていました．

　S保健師が母親にこれまでの経過を尋ねたところ，次のようなことが語られました．

　M君は，4歳で幼稚園に入園しました．運動会など，園での集団行動ははずれずにきちんとやれていました．でも，友達と一緒に遊ぶことは少なく，みんなの横で一人で好きなことをしていることが多かった②とのことで

①一方的でかみ合わない会話が多くないでしょうか．HFPDDでは，よく話すが，いいたいことを一方的に話し，話題が飛ぶのが特徴です．

②「ちぐはぐな点」はないでしょうか．広汎性発達障害では，問題とされる行動と普段の状況の間に，程度や質のレベルでかみ合わないところがみられるのがふつうです．

した．時に，誘われて一緒に遊ぶこともありますが，ちょっとしたことでトラブルになりやすいところがあったそうです．M君が自分の主張をあくまでも押し通そうとすることが，トラブルのきっかけになると，母親は幼稚園の先生から聞いていました．みんなと一緒に遊んでいても，自分がほかのことをやりたくなると，平気で抜けてしまう③ところもありました．そのため，周りの子どもたちや幼稚園の先生からは，自分勝手でわがままとみられていました．母親も，幼稚園の先生から，家で甘やかしているのではないのかといわれたこともあるとのことでした．

　年中児になってからは，思うようにならないときや自分の気に入らないときに，大声を出す，地団駄踏んでくやしがる，興奮して聞き入れられなくなる，などの行動が出てきました．年長児になってもその状態は変わっていない，とのことでした．これまでの経過を聞いた後，S保健師は，簡単に家族構成を尋ね，さらにM君の発達経過を聞いてみました．

　家族は，両親，父方祖父母，姉（8歳）の6人家族でした．

　妊娠，出産には特に問題はなかったとのことでした．歩き始めは1歳1か月で，その

③広汎性発達障害は，近くに親や同年代の子どもがいるにもかかわらず，一人遊びや平行遊びが少なくありません．自分のやりたいように動くマイペースな行動様式は，幼児期にみられた場合には，広汎性発達障害やADHDを考えさせるものです．

1 幼児編

後も特に多動ということはありませんでした．ただ，全体に不器用で④，5歳時点でも簡単なひも結びがうまくできませんでした．

言葉の出始めは1歳，2歳半には2語文⑤が出ており，その後も言葉が遅いことはなかったとのことでした．小さいころからよく話す方で初対面の人でもかまわずよく自分から話し掛けていました．子ども同士よりも大人と話したがる様子がみられました．会話では，相手の話を聞くよりも，自分のいいたいことを話す傾向がありました．また，会話をしていても，関係のない話題に飛ぶことがよくみられました．おうむ返しが目立つことはありませんでした．文字に早くから興味を示し，大人に文字を読むことをせがんでいるうちに，いつの間にか3歳で50音を読めるようになった⑥とのことでした．

小さいうちから視線が合いにくいということもなく，名前を呼ばれると振り向いたり返事をしたりと，よく反応していました．人見知りはまったくなかった⑦とのことでした．

遊びは，幼稚園に入る前から一人遊びが多く2～3歳時は，ブロックを積んでは壊す遊びを飽きずにいつまでもやっていました⑧．5歳ころより，何かをやっている動作の途中で，数秒間，動作がとまることに母親が気づ

④HFPDDでは，不器用さを比較的よく認めます．

⑤HFPDDにおいて，言語発達に大きな遅れがないと判断する基準は，「3歳までに2語文が出ている」ことです．

⑥広汎性発達障害では，早くから，文字，数字，商標など，機械的でパターン的なものに関心を示すことが少なくありません．

⑦通常，広汎性発達障害では人見知りがみられません．

⑧広汎性発達障害では，単純でパターン的な遊びをくり返すことが，年少児期ではよく認められます．

いたとのことでした．

　そのほか母親の印象に残っていることとして 2 歳半で一人で留守番ができた[9]ということがあげられました．姉の 2 歳時と比べずいぶん違うと印象深く記憶しているとのことでした．

　最後に，S 保健師は，父親と M 君は似ているかどうかと尋ねました[10]．母親は，少し考えてから，似ているタイプのように思う，父親は民間企業の研究所研究員で，人づき合いは得意な方ではなく，仕事場でも家庭でもマイペースに物事を運ぶタイプだと答えました．

[9]親がそばにいなくても平気な様子がよくみられます．

[10]家族・親戚に，同じ傾向を持つ人がいるかどうかは，参考となる点です．広汎性発達障害は遺伝的な素因があると考えられています．

解　説

　症例 6 は，アスペルガー症候群の例です．以下，高機能自閉症やアスペルガー症候群を考えるうえでポイントとなる点を述べます．

a）現病歴

i「ちぐはぐな点」はないか

　広汎性発達障害では，問題とされる行動と普段の状況の間に，程度や質のレベルでかみ合わないところがみられるのがふつうです．この症例でも，「興奮しやすく暴れる」という主訴に反して，通常の集団行動には問題がない，という点があげられます．ADHD では，遊びの場面や日常生活のなかで興奮や乱暴がみられる場合，集団行動からもはずれやすいのですが，高機能自閉症やアスペルガー症候群では，集団行動はできるのに，自由な遊びの場面

で問題がみられやすいのが特徴です．集団行動は，決められた行動の反復であり，広汎性発達障害の子にはきわめてやりやすいものなのです．それに対して，自由な遊びの場面は，常に流動的でどのように状況が変化していくか予測がつきにくいため，広汎性発達障害の子どもには，自分のとるべき行動がわかりにくくなるのです．

ii 「マイペースさ」はないか

自分のやりたいように動くマイペースな行動様式は，幼児期にみられた場合には，広汎性発達障害や ADHD を考えさせるものです．症例6では，みんなと一緒に何かをしているときでも，ほかのことをやりたくなると平気で抜けてしまうことや，相手の話を聞かずいいたいことを一方的に話すなどの行動から，マイペースな行動様式があることがわかります．

b）広汎性発達障害関連の家族歴がないか

家族・親戚に，同じ傾向を持つ人がいるかどうかは，参考となる点です．広汎性発達障害は遺伝素因があると考えられています．家族歴が陽性の場合，その子にみられる問題も広汎性発達障害による可能性が高くなります．M君の場合でも，父親に同様の傾向を認めており，遺伝的な背景があることがうかがわれます．

なお，広汎性発達障害の遺伝に関しては，同じ遺伝素因を持っていても表現型が異なることがあるといわれています．広汎性発達障害以外の表現型としては，何らかの認知・言語障害，社会性の問題，抑うつ傾向，不安傾向などがいわれています．ですから，広汎性発達障害が疑われる子どもの家族にこうした問題がみられる場合，遺伝的背景が推測され，逆にいうならば，その子どもの問題が広汎性発達障害である可能性が高くなることになります．

c）発達歴

i 不器用さがないか

知的障害のない広汎性発達障害（HFPDD）では，運動発達の遅れを認める

ことはまれですが，不器用さは比較的よく認めます．特に，アスペルガー症候群においてその傾向が強くみられます．アスペルガー症候群の診断根拠となるものではありませんが，不器用さが認められた場合，判断の参考にはなるでしょう．M君も同様です．

ii　3歳までに2語文が出ているか

HFPDDにおいて，言語発達に大きな遅れがないと判断する基準は，「3歳までに2語文が出ている」ということになっています．したがって，この基準を満たしていればアスペルガー症候群の可能性が，満たしていなければ高機能自閉症の可能性が高いということになります．症例6では，2歳半ばで2語文が出ており，これにより，少なくとも高機能自閉症とはいえないことになります．

iii　一方的でかみ合わない会話が多くはないか

HFPDDの言語発達状況では，よく話すが，自分一人でいいたいことを一方的に話し，相手のいうことをあまり聞かない，あるいは，話題が飛ぶ，というのが特徴です．M君の会話状況は，まさしくその通りということができます．

iv　異常に早い文字習得がないか

広汎性発達障害は，早くから，文字，数字，商標など，機械的でパターン的なものに関心を示すことが少なくありません．そして，文字を読むことを大人に要求しているうちに，2～4歳で文字の読みを教えていないのに覚えてしまうことがよくあります．早い文字習得自体は広汎性発達障害を意味するわけではありませんが，自閉的特徴がある子どもでみられた場合には，やはり参考条件とはなってきます．

v　単調な遊びの反復を好むことはないか

遊びは子どもの知的能力を反映するとともに，象徴的機能のあらわれでもあります．広汎性発達障害では，象徴機能が障害されているため，単純でパ

ターン的な遊び(感覚運動遊び)をくり返すことが，年少児期ではよく認められます．

vi 親や他児がいても一人遊びが多いか

広汎性発達障害は，たとえ知的障害がない場合でも，何をするのも一人でやっていることがよくあります．近くに親や同年代の子どもがいるにもかかわらず，一人遊びや平行遊びをしていることも少なくありません．誘われれば遊びに加わることもありますが，いつの間にかはずれてしまうこともよくあります．

vii 人見知りがなかったということはないか

広汎性発達障害では，人見知りがないのがふつうです．人見知りをせず，だれかれかまわず話し掛けていったりするので，一見人なつっこいと思われるほどです．しかしながら，一方的な会話から，その接近行動が本来の社会的行動ではないことが理解されます．

viii 親がいてもいなくても平気ということはないか

広汎性発達障害では，特に3歳くらいまでは，親がそばにいなくても平気な様子がよくみられます．子どもからの愛着行動が乏しく，親の後追いをしません．M君が2歳半で一人で留守番ができた，というのもそのあらわれで，愛着行動の問題を思わせるものです．

d) その他

動作の停止がないか

何かをやっている途中で動作がとまってじっと固まってしまう状態は，広汎性発達障害児で時に認められます．広汎性発達障害以外ではあまりみられることがないことから，そうした状況がみられる場合には，広汎性発達障害の可能性を思わせるものです．

指導のポイント

a）問題行動に対して

（1）周囲や自分に直接的な危害が及ぶようなこと以外は叱らないようにします．

（2）必要なことは，注意・叱責ではなく，どうしたらよかったか，という適切な行動の仕方を教えることです．

（3）興奮したりパニックになったりしたときには，場所を変え，落ち着くまで放置します．そして「嫌だった，くやしかった，イライラした」気持ちへの共感を示すようにします．次に理由や原因を追及するのではなく，何がしたかったのかを尋ねます．最後に，本人がしたかったことをするには，どうしたらよいかを教えます．できれば，教えた行動の練習を行うとよいでしょう．

（4）予防として，興奮・パニックが起こりやすい状況を避ける工夫をします．

（5）患児の行動特性を他児へ説明，周囲の子どもの理解を得る努力も行うとよいでしょう．

b）広汎性発達障害への配慮

M君に限らず，広汎性発達障害では，特に年齢が小さいほど，言葉の意味が通じていない可能性があることを忘れてはいけません．こちらが話したつもりのことが，子どもには伝わっていないことはよくあることです．日常的な接触において，以下の点を心掛けるとよいでしょう．

（1）言葉の意味が理解できていない可能性を心にとめておきます．

（2）言葉を類推して理解しなければならないような説明を避けます．

（3）代名詞はできるだけ使用してはいけません．

（4）具体的な表現・用語，完全な文章で話すことに努めます．

（5）できるだけ肯定的な表現，用語で話しましょう（二重否定は厳禁で

（6）視覚的手掛かりの活用を行います．

（7）予告が有効であり，安心感を与えます．

c）保護者も広汎性発達障害の特徴を持っているとき

子どもと同様に保護者もマイペース，一方的で，自分たちの都合しか考えず，あまり相手のことを考えられないことが，時にあります．子どもと同じ遺伝素因を持っていると考えられます．このような場合には，保護者に対しても以下のような点に配慮するとよいでしょう．

（1）具体的な表現・用語，完全な文章で話しましょう．

（2）できるだけ肯定的な表現，用語で話しましょう（二重否定は厳禁です）．

（3）親の一方的態度には悪気はありませんので，こちらが困るような状況のときには，率直に，親にしてほしいことを伝えるようにします．

（4）親の養育態度の問題を話題にしないようにします．

（5）家庭で行ってほしい事柄については，具体的に明快に伝えるようにします．

筑波大学心身障害学系　**宮本信也**

軽度 MR

症例7　「おとなしい」Yちゃん
　　　（5歳5か月の女児）

Yちゃんは，幼稚園入園前は，特に多動が目立つという印象はありませんでした．入園後，集団行動からはずれる行動はみられませ

んでしたが，自分から一緒にやろうとはせず，教師の促しで参加していました．課題に集中することができず，気が散りやすい様子がみられました．他児とはよく遊んでいましたが，どちらかというと面倒をみられる方でした．年中組になり，わりと厳しい先生に担任が替わりました．その年の1学期後半より①，課題中に立って歩き回ったり，集団からはずれる行動が目につくようになってきました．母親は，落ち着きなく動き回るYちゃんの様子に，新聞やテレビでみたADHDではないかと不安になり，町の保健師に相談しました．

　相談を受けたのは保健センターのH保健師でした．Yちゃんは，はずかしそうに母親の背中に身体をつけていましたが，時折，H保健師をちらちらのぞきみしていました．保健師が話し掛けると，小さな声で応答しました．言葉は，2語文が多く，時に3語文が出，単語だけの受け答えも少なくありませんでした．聞かれたことへの応答は，本人がわかる範囲であれば，適切な返事②が返ってきました．ただし，説明を求められるような質問では，身振り手振りが多くなりました．発音が不明瞭で，「か・さ行→た行」，「ら行→な行」となる音の置換③もよく聞かれました．母親

①軽度MRでは，周囲の対応と本人の状態（能力・性格）とのバランスが崩れると，さまざまな不適応行動が出現しやすくなります．

②その子が話している言葉の発達レベルに応じたかみ合った会話ができていれば，広汎性発達障害の可能性は低くなります．

③言語発達全体が遅れている場合，発音も，言語発達の段階に応じて暦年齢よりは遅れることになります．

は，発音が赤ちゃんっぽいことには気がついていましたが，こちらのいうことは何でもよくわかっていますから，と話しました．

言葉の発達状況を尋ねると，意味のある言葉が出始めたのは2歳前後でした．その後，3歳半で2語文が出たとのことでした．幼稚園への入園時でも会話は単語中心でしたが，年中児になり2語文が増えてきたとのことでした．それでも会話は，話題が飛んだり，内容がかみ合わないことはありませんでした．おうむ返しが目立ったことはありません．

出生は，40週，3,010gで，特に問題なく生まれたとのことでした．赤ちゃんのころは，手の掛からないどちらかというとおとなしい方でした．運動発達では，歩き始めが1歳4か月とやや遅めでした．視線が合いにくいということもなく，名前を呼ぶとすぐ振り向いていたとのことです．人見知りが強く，知らない人が来ると母親の背中に隠れました④．家族とは話をするのに，知らない人とはうなずくだけで言葉を交わすことはほとんどありませんでした．それでも，なれてきますと，家族以外の人ともやりとりをするようになりますが，全体としては引っ込み思案だったとのことです．多動はなく，むしろ，

④軽度MRでは，なれた人以外とはあまり話をしないタイプ（選択的緘黙）が時々みられます．

幼稚園入園前は家のなかの遊びが好きな動きの少ない子どもでした⑤．外出しても，母親にべったりで離れませんでした．

遊びは，おとなしい遊びを好み，人形やおもちゃを使ってのままごとを姉妹でよくやっています．遊びで気が散りやすいと感じたことはなかったとのことでした．

家族は，両親，7歳の姉，3歳の妹の5人家族で，家族にほかに発達の問題を持つ人はいないということです．

母親は，特別のことはない，おとなしい子だと思っていたようで，幼稚園で落ち着きがないといわれて驚いた，と話していました．おとなしいと思っていたYちゃんが，打って変わったように落ち着きがなくなったということで，母親はかなり心配していました．H保健師も，ADHDであれば薬が効くということを知っていたので，医療機関へ行くよう勧めてみました．

勧めにしたがって，Yちゃんは発達障害の専門医がいる病院を受診しました．そこでの検査で，脳波に軽い異常⑥があることがみつかりました．知能検査も受け，知能指数は59と算出されました．

⑤ ADHDでは，歩き出してまもなくから多動が目立ち，周囲の手を焼かせるようになるのがふつうです．

⑥ 脳波や頭部CT・MRIなど，医学的検査で異常がみられた場合，発達や行動面の問題も，何らかの脳の問題が背景にあることが疑われます．

解 説

軽度 MR に相当する症例です．以下，軽度 MR と判断するうえで，参考となる事項について述べていきます．

a）現 病 歴

i 環境の変化により子どもの状態が大きく変化していないか

軽度 MR では，周囲の対応が本人の状態（能力・性格）と合っている間は，日常生活，社会生活において，大きな問題が生じることはあまりありません．一方，そのバランスが崩れると，さまざまな不適応行動が出現しやすくなります．その場合，そうした不適応行動が，もともとの発達の問題と混同されがちであるので注意が必要です．バランスを崩す要因としては，周囲からの要求水準が高い，つまり子どもの発達レベル以上のことを要求されているということが，一番多いものです．要求水準の変化は，子どもとかかわる人が替わったときにしばしば認められます．Y ちゃんも，担任の交代を契機に問題行動が出現しており，この時点での問題行動は環境要因が関係している可能性をうかがわせるものです．

ii 発音の問題と言語表出レベルの間にギャップがあるか

言語発達全体が遅れている場合，発音（構音）も，言語発達の段階に応じて暦年齢よりは遅れることになります．したがって，発音がはっきりしない場合でも，その子の言語発達レベルとみあっているのであれば，その発音状況は問題にしなくてよいということになります．症例 7 の場合，5 歳台で 2 語文のレベルであることを考えると，発音のことは問題にする必要はないと判断されます．

b）成育・発達歴

i 言語表出レベル相当の会話ができているか

その子が話している言葉の発達レベルに応じたかみ合った会話ができていれば，広汎性発達障害の可能性は少なくなります．Y ちゃんの場合，理解の

範囲での会話は十分できており,しかも,言葉がうまく出ないときには身振り手振りをよく使っていました.Yちゃんのコミュニケーション能力は,言語発達レベル相当には発達していると考えられ,広汎性発達障害の可能性は少ないと判断されます.

ii 人との接触に拒否的な場合,なれた人とはふつうにやりとりができているか

軽度 MR では,なれた人以外とはあまり話をしない(選択的緘黙),引っ込み思案のタイプが時々みられます.このような対人場面に対する拒否的態度は,時に広汎性発達障害と混同されることがあります.そのような場合,なれた人とはかみ合ったやりとりや遊びができるかどうかが,見分ける1つのポイントとなります.症例7では,対人緊張は多少強いものの,家族とのやりとり行動に問題はなく,この点からも広汎性発達障害の可能性は否定的です.

iii 「落ち着きのなさ」はいつから目立っているか

ADHD では,歩き出してまもなくから多動が目立ち,周囲の手を焼かせるようになるのがふつうです.不注意優勢型では,多動は目立ちませんが,一方で,気が散りやすいなどの注意力のコントロールの問題が前面に出てきます.

症例7は,年中組になって厳しい担任に替わってから「落ち着きのない」行動が目につくようになっています.その行動だけをみますと,一見 ADHD のようですが,年少組までは周囲を困らせるほどの多動はありませんでした.また,遊びの状況から注意転導性もそれほど強くなかったことがうかがわれます.つまり,Yちゃんは4歳台までは問題になるような多動や注意力障害はなかったと判断されます.年中組になってからでも,家庭での姉妹間の遊びでは集中していることも考え合わせますと,幼稚園での落ち着きのなさは,ADHD よりも,担任の対応の変化にYちゃんが適応しきれず

に生じている反応性のものと考えることができます．

c）その他
脳に関する検査に異常があるか

脳波や頭部CT・MRIなど，脳の生物学的検査で異常がみられた場合，出現している発達や行動面の問題も，何らかの脳の問題が背景にあることが疑われます．症例7でも，脳波で異常所見を認めており，言語や知能の問題が環境要因で生じているものではないことを間接的に示すものといえます．

指導のポイント
a）軽度MRに対して
（1）具体的にかみ砕いた文章で話します．
（2）複文，重文では話さないようにします．
（3）できないことを叱らないようにしましょう．
（4）子どもの理解レベルにあった要求をします．
（5）時間が多少かかっても待ってあげる気持ちの余裕が持てるとよいでしょう．

b）文章の組み立てができない問題に対して

症例7の言語面の特徴は，5歳になっても構文が2語文レベル，2歳台でとまっている，ということです．一方，言葉の理解力は比較的良好なことがうかがわれました．このことは，Yちゃんが，文章の組み立てをうまくできないという問題を持っている可能性があることをうかがわせるものです．このように構文がうまくできない子どもの保護者に対しては，以下のような助言が考えられます．

（1）こちらが聞きたいことを，単語で答えられるように順番に尋ねていくようにします．
（2）子どもの答えをつないで文章にし，確認する形で話して聞かせるよ

うにします.

（3）言いよどんでいる子どもをせかさないことです.

c）落ち着きのなさに対して

反応性のものであり，子どもに対して直接対応する必要はありません．子どもの知的レベル，言語表出能力を理解し，それに応じた対応をしてもらえるよう幼稚園と保護者とで相談するのが一番です.

d）内気・選択的緘黙傾向について

促しによって集団行動ができるのであれば，その状態を維持する対応でかまいません．軽度MR児の引っ込み思案は，自信のなさとそこからの不安が背景にある，心の防衛のあらわれです．性急に改善しようとすると，不安を高め，逆効果になってしまうことが多くみられます．成功体験を積ませながら，不安を軽減していく対応でよいでしょう.

筑波大学心身障害学系　**宮本信也**

2 学童編

ADHD

症例8　落ち着きがなく授業に参加できない　M君（9歳の男児）

満期産児で乳児期の運動発達に遅れはありませんが，一度泣き出すとなかなか泣きやまなかったようです①．一人歩きは誕生日のころにはできるようになりましたが，片言の言葉が話せるようになったのは1歳8か月とやや遅れ気味でした②．しかし，その後の言葉の発達は順調であり3歳児健診では言葉に遅れはありませんでした．3歳から保育所に通い出したが活発な子どもといわれていました．4歳になり幼稚園に入園したが，給食時にじっと座って食べられない，集団の遊びに参加できない③，じっとしていられない，動きが多いなどと保育士からいわれていました．家庭では少し落ち着きがないと感じていたが，それほどでもなかったようです．しかし，人込みに行くと興奮して多動がひどくなり，手が離せませんでした④．何度か迷子になったことがあります．

小学校に入学してからは，朝の登校準備が

① ADHDだけでなく，自閉症，精神遅滞などの場合もみられます．
② 初期の言葉のつまずきは発達障害で一般的によくみられます．ADHDに限ったことではありません．

③ 言葉，運動などの発達に大きな問題がみられないのに，幼児期の集団行動からはずれる行動は軽度発達障害の重要な所見です．

④ 多動性，落ち着きのなさは場面により異なります．人が大勢いるところでは，多動は顕著になります．

できず介助が必要⑤であり，遅刻しそうになり母親が送っていくこともありました．教室では注意が散り落ち着かず，授業中に席を離れ歩いたり，ほかの児童にちょっかいを出したりして授業に参加できませんでした．注意をすると一時的に静かにはなりますが，すぐ忘れてしまいます⑥．周りの子で同調する子もいたりして担任は授業を進めることに困難を感じています．休み時間のゲーム遊びでも順番を乱したり，かんしゃくを起こしたり邪魔をしてほかの児童からいつも非難されていました．あるときにふざけていて，M君が投げたおもちゃが友達に当たってしまいました．幸いけがはなかったのですが，「〇〇君がおもちゃを取ろうとしたから」と人のせいにしたりしました⑦．

　3年生になって次第に落ち着いてきたが，宿題を仕上げなかったり，忘れたり，時間割の準備がなかなかできなかったり⑧，知能は低くなさそうなのに勉強も進まないことから担任は学年主任や養護教諭に相談をしたところ，学習障害ではないか⑨とのアドバイスをされました．担任は校医，校長とも相談し，学校でのM君の状況を説明し，一度医療機関を受診することを勧めました．保護者もM君の勉強のことが気になっていたので，

⑤注意の集中ができなかったり，注意がそれやすかったりします．

⑥注意されたことを短期間でも覚えておくことが苦手です．紙に注意事項を書いて机の上に貼っておくとよいでしょう．

⑦失敗を人のせいにしやすいことも少なくありません．

⑧不注意，忘れやすい，物事を仕上げられないことが多くみられます．

⑨学習障害の合併も多いですが，注意力の問題から学習が進まないこともあります．教育現場では，ADHDとLDを混同した勘違いがみられがちです．

受診を承諾しました．

症例9　多動・衝動性と反抗的な言動が気になるN君（7歳の男児）

満期産児で乳児期の運動発達に異常はなく，11か月で歩き始めました．言葉の遅れもなく発達は順調でしたが，睡眠リズムは不規則で時々夜中に目覚めて泣くことがありました[①]．2歳過ぎより落ち着きがなく，じっとしておらず，目を離すことができませんでした．マーケット，デパートなど広い人込みのなかではより動きが激しくなり，手を引いていないとどこへ行くかわからず[②]，迷子になったことも度々ありました．また，いい出したら聞かず，かんしゃくを起こしなだめてもなかなか収まりませんでした．幼稚園では，一時もじっとしていられず，集団行動にも参加できず，ブランコや滑り台の順番を待つこともできず，邪魔をし[③]周囲の子どもとのトラブルが絶えませんでした．よく幼稚園の先生に家庭でのしつけが悪いのではというような意味のことをいわれました[④]．

小学校入学後，授業中着席できず歩き回り，着席してもよくもぞもぞしていました[⑤]．よくおしゃべりはするが，気に入らないとすぐ，かんしゃくを起こし，腹を立て，乱暴す

①生活リズムの乱れはほかの発達障害でもよくみられます．

②家になかでおとなしくても，人込み，広い場所で多動性は強く出ます．

③多動性，衝動性の症状です．子どもが楽しむ形での運動量の増加をはかり，エネルギーを発散をさせるとよいでしょう．

④よく，このように誤解されます．

⑤これも多動性の症状です．

るので注意すると，先生に反抗し悪態をついたりする⑥ことがみられるようになってきました．担任が家庭の状況を聞いたところ，さいなことで母親と口論⑦となり手に負えないことがあるとのことでした．言葉の理解，記憶もよいが，勉強が進まず，それを親のせいにする⑧とのことでした．担任は学校の状況も時間を掛けて話したうえで，多動，反抗のことについて児童相談所を受診するよう勧めました．そして，児童相談所から，ADHDの疑いで専門医に紹介されました．

診察では部屋に入ってくるなりさまざまな機具に興味を示しあちこち触って回り，注意の転導が激しく一時もじっとしていられませんでした．話し掛けると「ウン」と返事はします．席に座るようにいうとふてくされた態度で椅子に座りました．すかさずほめてやるとまんざらでもないという顔つきになりました⑨．

⑥反抗的な症状を示す場合には特に注意が必要です．子どもの話を聞き，励ましてやることが大切です．

⑥～⑧反抗挑戦性障害の症状です．この障害は長じて行為障害に発展することがあります．

⑨一般に暦年齢で無意識的にほめるレベルを設定してしまいがちです．ほめるレベルを下げてほめやすく設定しておきましょう．どうしたらほめてやれるかを常に考えておくことも必要です．

症例10　注意がそれやすいTちゃん　　　　（10歳の女児）

37週，2,800 gで出生し，乳児期の発達に遅れはなく，非常におとなしく育てやすい子どもだったようです．一人歩きは14か月，言葉の開始は15か月と遅れはありませんで

した．発音が不明瞭でしたが①2歳までに2語文がみられ，その後，発音もはっきりとし，言葉の遅れはありませんでした．保育所，幼稚園でもおとなしく一人で遊んでいることが多く，あまり目立たない子でした．

　小学校入学後もおとなしいが，誘われると友達との遊びはできていました．授業にも参加できていましたが，時々ぼーっとして先生の話を聞いていないこと②，注意がそれやすい傾向がありました．また，宿題や学校の連絡を忘れたり，消しゴム・鉛筆などの学用品をなくしたりすることも再々でした．家庭でも友達と遊園地に遊びにいくことを約束していたのに忘れてしまい非難されたこともあります．学校で体育のときの着替えはスローで手順が悪くいつも遅れていました．勉強では漢字の書き取りは問題なかったのですが，文章の内容理解，作文はよくなく③，算数の応用問題は苦手でした．計算は得意でしたがケアレスミスで時折間違いがありました．体育では縄跳び，跳び箱などはふつうにできました．授業中ぼーっとすることが多く，勉強も進まないとのことでLDを心配して受診しました．

　診察ではTちゃんはおとなしく，診察にも協力的でした．知的障害，境界知能の鑑別

①わずかな言葉の発達のつまずきがみられます．

②この場合，てんかん発作も鑑別の対象となります．ぼーっとしているときに意識が清明でなければ，複雑部分発作，欠神発作といったてんかんが疑われ，脳波検査が必要になります．

③学習障害の有無を確認することも必要でしょう．学業の進歩がない，文章の理解が悪い，算数の応用問題ができないなどの症状があれば，LDの合併もあり得ます．

のために行われた知能テストではIQは97でした．TちゃんはS病歴から注意の障害が存在すると考えられ，DSM-IVのADHDの診断基準では6項目が認められ，ADHDの不注意優勢型と診断されました．

解説

　症例8のように行動の異常があり，初期に言葉の遅れを示すがキャッチアップしてくるものに知的発達が境界域の子どもまたは軽度MR，HFPDD，そしてADHDがあります．ADHDでなくても自己コントロールの未熟さから多動，衝動性を示すことがあります．そこで，症例8において知能テストを施行したところ，IQ(WISC-R)は動作性103，言語性105，全IQは102と異常がなかったことから，精神遅滞は考えられません．HFPDDとの区別は非常に難しい場合があります．経験のある専門医の診断が必要です．被虐待児の可能性も考えておく必要があります．てんかん，脳炎・脳外傷などによる後遺状態で発作性の興奮，怒り，逆上を起こすこともあります．M君はDSM-IVの診断基準では，ADHDの混合型に該当します．

　先生および周囲の児童から受け入れられるよう，行動の異常を改善するために中枢神経刺激薬のメチルフェニデートが，また，衝動性，かんしゃくにカルバマゼピンがよく用いられます．薬物療法と並行して行動変容療法を行い，行動を修正することが必要です．

　さらに，学校のADHDへの理解を促すための支援が求められます．子どもの席の位置，子どもに余分な刺激を与えないような教室内の整備，担任の姿勢（子どもの受容，共感，ほめる），など具体的なアドバイスが必要です．

症例9は多動性と衝動性が強く，注意力については問題は少ないようです．DSM-IVの診断基準ではADHDの多動性/衝動性優勢型と考えられます．また，反抗的な言動があり，反抗挑戦性障害の診断基準にも当てはまります．このような例は反抗挑戦性障害から行為障害に移行し，反社会性人格障害に展開する危険性があります．夫婦間の問題，身体虐待，ネグレクトなどの存在する劣悪な家庭環境であると危険性はより高まります．被虐待児，挿間性抑制欠如症候群でも衝動的なかんしゃく，怒り，逆上などがみられます．

メチルフェニデート・カルバマゼピンなどの薬物療法と並行して，行動療法による修正，親への支援(問題行動対処法のアドバイス)，集団とのかかわり方・問題解決の訓練などを行うことが大切です．

「子どもをまるごと受け入れ，理解してやる」「目をかけて大事にしてやり，子どもとの信頼関係を築き子どもが甘えられるようにする」「甘やかさず，けじめはつける」「子どもの理解できる方法で，子どものレベルに合わせてほめる」などにより，子どもに自信を持たせ，自己評価を高め，自尊心を高めます．決してほかの子ども，兄弟姉妹と比較したり引き合いに出して非難したり，注意したりしてはいけません．かんしゃくを起こしたり腹を立てたりしているとき，その状態を子どもに自覚させてやり，さらに，日常生活の機会をとらえてどうしたら周囲とうまくやっていけるか，そのノウハウを具体的に指示していくことです．

症例10のようなおとなしいタイプのADHDはみのがされがちであり，注意が必要です．中枢神経刺激薬のメチルフェニデートまたはペモリンを投与し注意力の向上を目指すとともに，並行して子どもの家庭および学校環境の整備と心理治療教育を進めることが大切です．先にも述べたように子どもの席の位置を先生の最も近いところに置き，窓側，後ろを避け子どもの注意を高め，さらに子どもの注意を引きそうな器具，装置，本棚には覆いを掛け，

視界から余分な刺激を取り除くようにします．複数の指示を同時にしないこと，子どもができる以上の注意時間を課さないこと，興味のあるものとそうでないものの課題を交互に準備する，などの工夫をする必要があります．ぼーっとすることに対しては声掛けをして注意を促すようにします．着替えに時間が掛かることに関してはその手順を視覚化し構造化する（カードを使う）とよいでしょう．

学習障害について，学力をつけていくことは子ども自身の自信を高めるため，自己評価の向上のためにも大切です．子どもの得意な分野，苦手な分野，つまずきやすいところの評価を正確に行い，個別教育計画をたてるとよいでしょう．実際の指導には家庭教師，塾の利用を考えるようにします．苦手なところのアップよりも，まず得意なところを伸ばしていき，得意な分野で苦手なところをカバーできるように考える方がよいと思います．

指導のポイント

症例8のように多動性，衝動性があり周囲とトラブルが多い場合には，HFPDD，児童虐待による行動異常との区別が困難なことがありますので，専門医への受診を勧めてください．

多動性，衝動性に対しては，

（1）児童の教室内の席は外がみえる窓側や廊下側ではなく，最前列真中辺りで先生に近いところがよいでしょう．

（2）授業前にしっかり体を動かすように指導してください．また，授業中などに体の伸びをしたり，用事をさせたりして体を動かせる時間をつくってやることも考えてください．

（3）総合的学習の時間のようにグループでする学習では，面倒見のよい，しっかりした子どもと組ませることが必要です．また，このような配慮をするためには，クラスメートや保護者の理解を得るように配慮してください．

（4）自分や他人に危害が及ぶとき以外は叱らず，まず子どもの気持ちを受容してやることが第一です．

　宿題をしてこなかったり忘れ物が多いときには，早めに保護者に連絡して連携して対応してください．

（1）連絡帳のメモはとれているのか，宿題の量やレベルは問題ないのか，などをチェックし，うまくできるように量を少なくしたり，やさしくして成功感を持たせるようにします．

（2）学校に持っていくものは前日にまとめて，決まった場所で目につきやすいところに置いておくようにします．その場所に持っていく物のメモを貼っておき，確認する習慣をつけます．下校時も同様にします．

　症例9のように反抗をする背景には，理解されない，何事をやってもうまくいかない，評価されないなどの感情があります．反抗挑戦性障害に対しては，

（1）子どもがした行動の意味を把握し，理解してやることです．そのためには何をやりたかったのか，どういう希望があったのか，などを聞き出してやることです．

（2）要求，希望を叶える言動を具体的に教えます．そうすることで成功体験を増やし，自信を持てるようにしていくことです．

（3）ささいなことでもいい，ほめて，目をかけていることを知らせるようにします．

（4）できるだけ早く対応し，二次的な心の傷を小さいうちにいやすことが大切です．家庭環境にも気を配ってください．

　症例10のようにおとなしいタイプで不注意だけの場合には，先生にも保護者にも問題がみのがされやすいのです．このようなタイプの子どもについては，

（1）なかなか不満を表出できないので十分にリラックスさせてやり，子

どもが話しやすいようにしてやることです．

（2）「なんでこれができないの？」，「愚図ね」などの否定的な言葉は禁物です．声を掛け励ますこと，うまくできるように足場づくりをしてやること，そうしておいて成功させほめることが大切です．

（3）忘れやすさについてはメモをとること，すぐやることを指導し，いっぺんに多くの指示を出さないこと（原則一つずつ継次的に）が大切です．

学習障害については，

（1）つまずくところを正確に把握すること．そのうえで個別の教育プログラムを立てていくようにします．

（2）放課後の指導も必要になると思いますが，一人特別扱いではなく，ほかの児童も一緒にやることで，いじめ，からかいの予防をするようにします．

（3）家庭教師や塾の利用を勧めることも必要かもしれません．

鳴門教育大学障害児教育講座　**橋本俊顕**

LD

症例11　平仮名が全部書けない小学校3年生のH君（9歳の男児）

H君は小学校3年生です．緊張すると少しそわそわした動きが多くなりますが，素直でやさしい男子でした．母親が「平仮名を全部書けない，LDではないか心配」として相談に訪れました．

出生の状態に特別な問題はありませんでし

たが，お座りができたのが生後9か月，14か月でははいはいができるだけで立って移動しようとしなかった①ので，近くの小児科に相談したとのことです．しかし特別な指摘はなく，「そのうち歩くでしょう．しばらく様子をみましょう」といわれただけだったとのことです．結局，生後16か月目にやっと歩き出しましたが，よくころぶ子どもでした．

　ちょうど歩きだしたころから片言をいい始め，少し語彙が少ないとは思っていたのですが，親のいうことはすべて理解していたので，言葉の面で心配したことはなかったとのことです．3歳には会話に不自由しないようになりました．一度聞いた言葉はよく記憶し，語彙はむしろ豊富だったと思う②と母親は述べています．

　3歳の誕生日の直前に熱性けいれん③がありました（母親と母方祖父にも既往歴あり）．近くの病院で脳波検査を受けても異常はなく，その後再発はなかったので，特別な対応は一切していません．

　幼稚園（2年保育）の生活にもすぐなじみ，集団生活に問題はありませんでした．友達とも楽しく遊び，穏やかでのんびりした子どものようでした．母親が気にしたのは，就学間近になっても，絵を描こうとしないことと運

①運動発達に若干の遅れを示していますが，結果として，正常範囲の最後のあたりで達成されているので，療育の対象になることはありませんでした．あえていえば，運動が下手で手先が不器用でしたが，言葉の発達はよく，情緒的にも行動的にも逸脱することがないので，保護者も「不器用は仕方がない」と気にとめませんでした．

②このように，典型的なLD（読み書き障害）と思われるH君の就学前の状態では，LDを疑うのは困難です．

③熱性けいれんが，後に明らかになる学習の困難と結びついているとは考えにくいでしょう．熱性けいれんは，小児10人に約1人の割合で存在します．

動会での体操のテンポがずれていて,「自分の子どもを探すのに苦労しなかった」ことです.

現在小学3年生ですが,それまで,1年と2年の担任から学習面で何らかの指摘を受けたことはありません.授業中,特に気になる態度はないとのことです.体育と図工は上手とはいえないが,みんなと一緒に一生懸命やっていますよ,との評価でした.

2年生の途中から母親は,ノートを全部書いてこないのでおかしいと思い始めました④.しかし,授業の様子を聞くと,まったく理解していないわけではないようです.ノートに書いてないのに,忘れ物で苦労したことはない,大切なことはしっかり覚えて伝えてくれました.

以下に読み書き,計算の状態を示します.

読み:一生懸命読むのですが,まだ拾い読みでした.長い文は,途中で読むのをあきらめてしまうことがありました.読んであげると内容は理解しているようでした.かなりゆっくり読んでも,誤った読みが多く,「わ」と「ね」,「ほ」と「は」の読み違えがよく認められました.

書き:とにかくゆっくりしています.丁寧に書くのはよいのですが,これではとても黒

④通常,LD児が示す学習の困難は,小学3〜4年までに明らかになってきます.読み書きの苦手さは2〜3年生ころに「何となくおかしいなあ」と気づかれることがあります.専門家による精査によって,H君は典型的な読み書き障害(LDの中核群)であると後に判断されることになるのですが,少なくとも就学するまでは,その可能性を前提に相談なり診察が行われなければ,H君のLDの疑いは持たれなかったと思われます.このように,行動や情緒に問題のないLDの場合,保護者か担任がそのことに気づいて,疑いを持たなければ,「勉強のできない子」「やる気のない子」として放置されてしまうこともまれではありません.もっとも,学習がうまくいかないので心配という相談は,保護者からはあっても,担任からは皆無といってよいでしょう.事実,小学校1年から3年までの3人の担任は「心配ない」と思い続けていたようです.

板の文字を写し取ることはできないだろうというスピードです．枠のあるノートなら，そのなかに文字を入れることは大体できました．

　計算：計算は得意で，繰り上がりの足し算，引き算，量や嵩(かさ)の理解も十分でした．九九の暗唱もほぼできました．本人いわく「定規で計るのはちょっと苦手かな……」．

　その他の教科：音楽で困ることはありません．図工も好きなのですが，絵は稚拙であることは確かでした．胴体から指が出る絵を最近まで描いていたとのことです．体育はかなり大変で，ついて行くのがやっとです．しかし，ルールを理解することと守ることはしっかりできます．

　下校後は同級生と約束をしてきて，公園でよく遊びます．帰宅する時間（5時）を告げると，そのとおりしっかり守ります⑤．むしろ，2歳上の兄よりもしっかりしていると母親は述べています．

　4歳ころまでは，よくころんでけがをしていましたが，就学後は用心するようになったためか，大きなけがはなくなりました．

　夕食までの時間は宿題があるときにはそのためにあてています．一人ではまだやりきらなくて，いつも母親に「みてて」とそばにい

⑤ H君では，みられていませんが，乱暴で困る，ルールに従わない，勝手に動き回るなどの行動の問題や，すぐ泣く，引っ込み思案，登校しぶりなどの情緒的問題が心配という子どものなかにも，実はLDがその陰に隠れているという場合がまれではありません．このような場合は，保護者よりも担任からの相談が中心になるようです．また，学校によっては，養護教諭が生徒の相談相手であって，そのようなルートで専門家につながる場合もあります．

学習の困難は，H君のように読み書き障害によるばかりではありません．精神遅滞などの他の発達障害であっても，不適切な養育環境（一種の虐待）であっても，教育環境のまずさ（いわゆる学級崩壊状態）でも，やはり発生します．最終的な判断は専門家にまかせるとして，大切なのは，学習の遅れを放置せずに，早く気づいて，専門家につなげていくことです．

てもらいたがります．

　テレビは，兄と一緒に，いわゆる男の子が好むアニメを楽しみます．30分程度なら集中してみていますし，後にストーリーを聞いても，兄よりも的確な説明のときさえあります．小学校2年ころから，お話の絵本をみることが好きになりました．しかし，自分で読むより読んでほしがります．

　父親あるいは兄（小学5年）との関係はよく，休みになると，3人の共通の趣味である電車に乗るために出かけることが多いです．

　食事，排泄，着脱，睡眠などの問題は特に保護者から訴えられることはありませんでした．

解　説

　現在，文部科学省の委託事業としてLDの判断と実態把握のためのモデル事業が全国で実施されています．そのなかで想定されている手続きを図7に示します．

　まず，LDかもしれないと，だれかが気づかなければなりません．そのためには，担任教師や保護者にLDとはどのような状態かの理解を広める努力が今以上に必要となります．何か特別な検査を全員にして，LDをみつけ出そうというのがこのモデル事業の主旨ではないのです．担任あるいは保護者の「気づき」が支援の始まりなのです．

　今はモデル事業の協力校に限られますが，将来は，気になる子どもに気づ

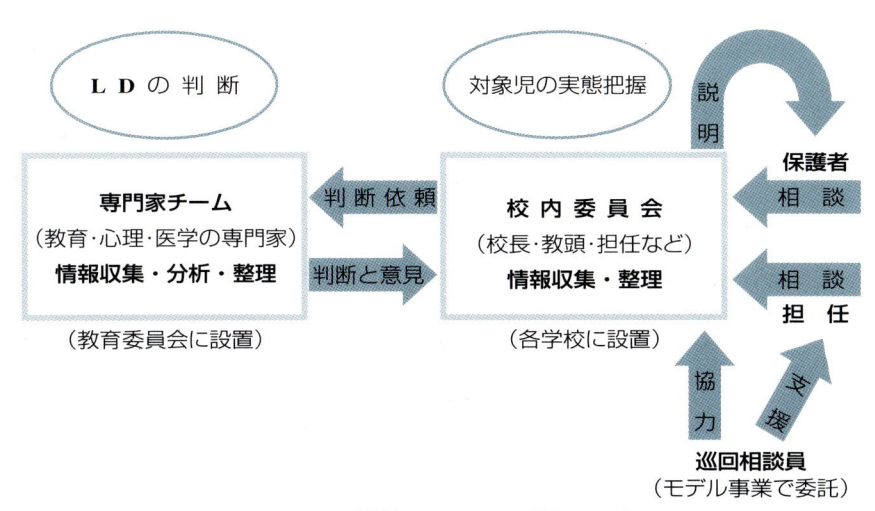

```
     LDの判断              対象児の実態把握        説明↻
                                              ━━━━━→保護者
   ┌─────────┐ ←判断依頼 ┌─────────┐ 相談
   │ 専門家チーム │          │ 校内委員会 │ ←━━━
   │(教育・心理・ │          │(校長・教頭・│ 相談
   │ 医学の専門家)│ 判断と意見 │ 担任など) │ ←━━━→担任
   │情報収集・  │ ━━━━━→ │情報収集・ │
   │ 分析・整理 │          │ 整理    │  協力↑ ↑支援
   └─────────┘          └─────────┘
   (教育委員会に設置)        (各学校に設置)      巡回相談員
                                          (モデル事業で委託)
```

図7　LDの判断にかかわる手続きの流れ

き，そして支援するための校内委員会が，すべての小中学校に設置されるでしょう．この委員会は，特殊学級の担任，対象児の担任，学年主任，教頭，校長などから構成されるのが一般的です．その委員会でまず気になる子どもの情報を集めます．そこで，解決できる問題やできる努力はしてみることになります．やはりLDが疑われるならば，保護者の同意を校長が取りつけた事例のみ，都道府県・政令指定都市の教育委員会に設置されている「専門家チーム」に，LDか否かの判断を求め，あわせて今後の指導方針を立ててもらいます．誤解のないように申し添えますが，専門家チームがLDではないと判断しても，その子どもへの適切な指導方針は提出される取り決めになっています．LDだから指導があって，LDでなければ何もしないということではありません．

　専門家チームの構成の基本は，教育の専門家，心理学の専門家，そして医師よりなるとされていますが，地域によって，また事例によって，その構成メンバーは自由に変更可能とされています．つまり，固定のメンバーでなけ

ればならない，と決めてしまう必要はないのです．

　まず，専門家チームでの判断は，病院やクリニックでの「診断」とは異なることを強調しておきます．ここでは，LDの判断と教育方針の作成をすることになります．

　判断の手順は第1に「知的能力の評価」であり，全般的な知的発達の遅れがないことを検査などにより確認します．その際，必要に応じて複数の心理検査により対象児童生徒の認知能力にアンバランスがあることを確認するとともに，その特徴を把握します．

　第2に「国語等の基礎的能力の評価」です．校内委員会が提出した資料から，国語などの基礎的能力に著しいアンバランスがあることと，その特徴を把握します．国語などの基礎的能力の著しいアンバランスは，標準的な学力検査などの検査，調査によって確認します．

　上記の確認をする際には，必要に応じて医学的な評価を受けることとしています．また，収集された資料から，ほかの障害や環境的要因が学習困難の直接的な原因ではないことを確認します．つまり，ADHDや広汎性発達障害が学習困難の直接の原因である場合は，LDではありません．ただ，ADHDとLDが重複する場合がありますし，一部の広汎性発達障害とLDに近接性がありますので，ADHDや広汎性発達障害の診断があるというだけで，LDを否定しないことが求められます．

　LDと判断された場合は，専門家チームは，「LDと判断した根拠」，「指導を行うにふさわしい教育形態」，「教育内容についての指導助言」，「教育に際しての留意事項」などについて専門意見を述べることになっています．

指導のポイント

　(1) 最も効果的なのは，病院などの特別な施設での訓練というより，直接的な学習指導です．その意味で，LDは教育の問題といえます．

（2）しかし，際限のない努力を求めても，子どもの意欲には限界があります．「生きていくために最低限必要な課題」を上手に選んであげましょう．

（3）LD児を取り巻く環境整備も大切です．担任教師に十分な理解を求めるだけでなく，当事者以外の保護者にもLDとは何かを説明する機会があるとよいでしょう．そのことでLD児への配慮（座席の位置，宿題の量や質の差など）がやりやすくなります．

（4）高学年となったLD児には，本人に「LDとはどのような状態なのか」の説明が必要になります．そのことが自分で自分の将来を選んでいくことの手助けになるでしょう．

国立特殊教育総合研究所病弱教育研究部　原　　仁

HFPDD

症例12　マイペースなSちゃん
　　　　（8歳の女児）

幼児期からマイペースで周囲から常に孤立しており，幼稚園でも集団行動にはほとんど入れず，一人で勝手なことをしていました①．

幼児期の状態を聞くと言葉の遅れはなく，乳幼児健診では問題を指摘されませんでしたが，幼児期から平気で親から離れてしまい，目線が合いにくく，何を考えているのか親でもわかりにくく，とまどっていたといいます．幼稚園では集団行動はとても苦手でいつも一人で本を読んだり，パズルで遊んだりし

①これは自閉症と共通する幼児期のエピソードです．

②幼児教育の段階から孤立が目立つのですが，問題として取り上げられず通過してしまいます．このような集団行動がとれないことが学校に上がると目立つようになります．

ていた[2]ようです．しかし園が自由保育ということもあって，問題にはなりませんでした．

しかし小学校入学後，授業に参加しません．教師の指示に従わず，いつも好きな本を広げています．たまに授業内容が本人の興味を引くものであれば参加するのですが，また次の時間には一人だけ別のことをしています．また放課後の掃除などにも参加しません．担任教師や同級生から集団への参加を強要されれば混乱し，パニックになってしまいます[3]．このような状態で養護教諭から紹介を受けて専門医の外来に受診し，診察の結果，アスペルガー症候群と診断されました．

受診後もSちゃんのこのような行動は続きました．同級生からの反発が強まり，しばしば非難や時に暴力的な注意を受けるようになり，そのせいもあって，小学校2年生の3学期から散発的な不登校が生じるようになりました．朝になると登校をしぶり，登校をしても授業には参加せず，教師の説得に対してSちゃんは「授業なんてつまらない．なんで聞いてなきゃあならないの」と応じません．

またこのころからSちゃんは同級生のからかいや非難に対し，そのたびに蹴ったり叩

[3]こうしてHFPDDの子どもたちはいじめを受けてしまうのです．集団行動ができないからといっていじめてはいけないことを，教師からクラスの子どもたちに時間を掛けて話していく必要があります．

いたりと暴力的に反撃をするようになりました．主治医は登校や集団行動に従事できたらシールをもらえ，シールを30枚で好きな本を1冊買えるという行動療法を試みましたが，Sちゃんは「お母さんがあたしをつろうとする」とのりません④．「学校に行ってやっているのに，そのうえに何をしなくてはいけないのか」というのがSちゃんのいい分です．

　小学校3年生になっても同様の状態が続いており，教室での着席ができないだけでなく，授業を無視して同級生に話し掛けてトラブルになることをくり返していました⑤．授業で不得意な課題が続くときには不参加はひどくなり，このときには頭痛を訴えることもありました⑥．しかし成績は極端に下がることはなく，授業を受けていないのにテストを行うとほぼどの教科も70点前後は取れていました．

　主治医はSちゃんに精神安定剤を処方し，また遊戯療法を開始しました．学校の担任とは頻回に連絡を取り，強引に指導をしてもパニックを引き起こすだけであるので穏やかな説得とからかいやいじめへの対処をお願いしました⑦．またHFPDDの会である「アスペの会」を紹介したところ，この会へはSちゃ

④このように頭のよいHFPDDではトークン（ご褒美）が全く通用しないことがあります．

⑤このエピソードからわかるように，Sちゃんは友達がほしくないわけではないのです．ただ，どうすれば友達ができるのかわからないだけなのです．
⑥心身症としてのあわれです．心身症の背景には，HFPDDなどの発達障害が存在していることがあります．

⑦この治療が後で成功するのは，担任の先生がいじめからの保護をきちんと行ってくれたことに尽きます．子どもに共感せず，強引に行う指導は逆効果です．
⑧このように同じ仲間との交流は，患児のみならず母親にも大きな励ましとなります．このような会が近くにあるときには積極的に参加を勧めます．

ん自らが進んで参加するようになった⑧のです．母親は，「自分の子だけと思っていましたが，こんなにたくさんの方が同じ悩みを抱えているのですね」と参加した感動を述べられました．

　小学校4年生になると不登校はなくなり，授業でも時々はノートをつけるようになりました．しかしむらがあり担任教師は，着席できないときにどのように指導したらよいかと悩むと，しばしば医師に連絡をしました⑨．不調のときに同時に頭痛が生じることも続いていました．主治医は小学校高学年に対人関係の節目が訪れる⑩ので，強引にならないようにそれまで見守ってほしいことをお願いし，Sちゃんには授業に参加していくように説得をくり返しました．小学校4年生の2学期，授業中の離席を注意されたことをきっかけに大きなパニックを1回起こしましたが，これを境に集団行動は著しく向上するようになったのです．学芸会へ初めて参加し，また3学期になると自ら「ノートもそろそろつけなくちゃあ」と授業中にノートをつけるようになり，これまで不参加だった科目にも離席せず取り組むようになりました．小学校5年生になると，集団行動は著しい向上をみせ，着席と授業への参加はほぼ完璧にな

⑨担任の先生のお悩みはきっと深かったのではないでしょうか．本当によくがんばってくださったと思います．

⑩周囲と自分との関係性に目が向くようになるとHFPDD児は大きく変わってきます．

⑪ここが正に「心の理論」（解説p.140参照）の通過点なのです．

り，パニックを起こすことはみられなくなった⑪のでこの時点で服薬は中止しました．小学校5年生の3学期，外来でも「はい，元気です」「ありがとうございました」などの丁寧語を用いて報告をするようになりました⑫．そして小学校6年生になると，1度も休むことなく，成績も上がってきたのです．

中学生になるとトラブルは皆無になり⑬，テストでは学年で常に上位の成績をあげるようになりました．友達は少なく放課後も一人で本を読むことを好むのですが，同級生に対して拒否的ではなく，また同じ部活の友達ができて，休日などに一緒に外出をするようになり，小学校低学年とはみちがえる状態となりました．

⑫この丁寧語を使い始めたことは，この子たちが心の理論を通過したよい目安になります．

⑬この中学校での様子をみると，小学校時代のSちゃんの様子が逆に信じられません．役者が役を演じるように，高機能の子たちはよい子の役割を演じることができるようになるのです．

解 説

HFPDD の児童は基本的には自閉症と同じ特性を持ちます．そのために，ウィングによりつくられた自閉症の対人関係の特徴による分類がそのまま使用できます．表20 を参照してください．

高機能児の場合，孤立型はまれで，受動型か，積極奇異型が多いのですが，受動型は問題行動が少ないのに対して，積極奇異型は著しく多いのが特徴です．この2つのタイプのどちらになるのかについては，本人自身の生来の要因と，生まれた後の状況による要因との両者がからんでいます．本人自身の持つ要因としては，過敏性，多動などがあります．たとえば過敏性や，多

139

表20 HFPDDのタイプ

タイプ	行動特徴と説明	要因
孤立型	対人関係を避けてしまう．高機能児ではまれ．	過敏性の存在
受動型	受け身であれば人とかかわれる．自発性に欠ける．	良好な親子関係，早期療育
積極奇異型	積極的だが奇異なやり方でかかわる．質問癖など．	多動，過敏性の存在

動傾向を抱えていれば，愛着の形成や人との結びつきが遅れ，その結果，ほかの人の期待に添うといった社会的能力が芽生えることが困難になってきます．一方，障害児として早期療育を受けた方が，社会的な練習を積み，養育者との間にもきちんとした絆を早くつくることができるので，学童期にはすでに受動型の特徴を備えるようになります．誤診によって，しつけの問題などと告げられて，子どもの非社会的行動をしつけによって改善しようと親子関係に強い緊張が続いた場合や，また虐待的な環境で育ったときには，親子関係の基本的な愛着の形成は非常に遅れるので，積極奇異型の特徴を示すようになるのがふつうです．しかし小学校高学年になるとHFPDDの子どもたちは社会的な能力が向上してきて，積極奇異型の児童でも受動型へと移行してきます．

また小学校高学年になると，社会的なルールに従えないというトラブルは減っていきます．しかし著しく被害的な状況が続き，ささいなことでパニックを頻発させるなど，むしろ不適応状態がエスカレートしてしまう子どももいます．HFPDDでは言語発達年齢が9～10歳において「心の理論」(他者の信念や考えを把握する認知の能力)の課題を通過することが示されました．しかし健常児とは脳の異なる部分を用い，恐らく異なる戦略を用いて「心の

理論」課題を遂行しているらしいことが確かめられています．われわれが直感的に速やかに他者の心理を読むのとは異なって，推論を重ねながら苦労して読んでいるのです．ここでいじめ体験が重要な要素となります．激しいいじめを受けてきた子どもは，対人関係のあり方を被害的，迫害的に読み誤り，さらに迫害状況のフラッシュバックが生じ，著しい不適応になってしまうのです．不適応が続くグループでは，強迫神経症，不登校，身体化障害などの精神科的合併症を生じる症例も少なくありません．

またまれではありますが，小学校の低学年から暴力的なトラブルを噴出させてしまうグループも存在します．このような例では一人いるだけで学級崩壊をきたしてしまうこともあります．

症例12は，いじめをきちんと保護したことでトラブルがなくなった児童です．これだけ問題行動が続いた子どもでも，小学校高学年になると別人のようになっていくことに注目していただきたいと思います．何よりも必要なのは，先生をはじめとする周囲の方々の理解なのです．

指導のポイント
a）集団行動困難に対して

この子たちが学級のルールがわからないのは，それが複雑すぎるからです．知的に遅れのない子どもでも，HFPDDでは，たとえば教室と廊下の境が認識できないといったこともあり，学校では授業の内容が一時限ごとにころころ変わってしまうことが理解できないということすらあります．過剰選択性（2つの情報を同時に出したときに，片方しか認知できないということ）は珍しいことではなく，何かを示しながら言葉掛けをすると，一方しか認識されていないこともよくあります．このような自閉症圏独特の問題については常識では届かないところがあり，ぜひ教師の側も高機能自閉症者の自伝（ドナ・ウィリアムズ著，河野万里子訳：自閉症だったわたしへ．新潮文庫，

2000 など）を読むなどして学んでください．

　もともと通常クラスの体制でこの子たちの教育を行うことに無理があり，可能であれば，通級指導などの少人数の体制を組むことが望ましいのです．このような体制が得られない場合には，小学校低学年において，教師の指示に従えないという状況には，なかなか即効性のある対策がありません．むしろ短期間の解決は無理であると覚悟を決め，おおらかな態度で，子どもが指示に従えなくとも，少しずつ学校のルールを身につけてくれればよいといった接し方をすることが大切なコツです．この意味できちんとした先生ほど，子どもとの相性が悪いようです．そんな子どもでも，Sちゃんの事例にみるとおり，小学校中学年から高学年には態度が変わってきます．

b）いじめをどう防ぐか

　この子がハンディキャップを持った存在であることをクラスのみんなに伝える必要があります．仕返しをしないために安心していじめる，またすぐにパニックになるので周りの子がおもしろがっていじめるという例をよくみます．担任が，いじめは許さないという毅然とした対応を続けることで，いじめを防ぐことができます．またHFPDDの子に担任が丁寧に接するのをみることで，子どもたちも先生に倣って接し方を身につけるようです．どんな子に対しても（問題行動を頻発させている子にも），いじめを行うことはよくないこと，というルールをクラス運営のなかで行き渡らせていただきたいものです．「勝手なことをする子はみんなで注意しましょう」と，アスペルガー症候群の子へのいじめを教師が自ら煽っていた深刻な事例を経験したことがあります．

c）学校全体の問題として扱うこと

　このような大変な子どもがいるということを，学校全体の共通認識にしてもらう必要があります．そうしないと，おまえの力量がないからクラスが荒れるといった，いわれなき非難を孤軍奮闘している先生が浴びることになり

かねません．この意味で，学校外の専門家と協力体制をつくることが，大変に重要です．

あいち小児保健医療総合センター心療科　**杉山登志郎**

軽度 MR

症例13　心身症を発症したS君
（8歳の男児）

　母親は夏休みが終わったころから，S君が朝起きるのが遅く，ときどきお腹を痛がる①ことが気になっていました．実際に下痢をすることがあり，学校を休ませたりもしていました．下痢をしても特に食欲が落ちているわけではなく，学校を休むと午後からは元気になり，テレビゲームやビデオに熱中します．続けて学校を休むわけではなく，元気に登校する日もあり，気になりながらも担任に相談するとか病院へ行くことなく過ごしていました．

　母親は運動会のときに出会った担任から，S君が授業中に話を聞かず，突然席を離れ窓際へ行ったり，教室の後ろをウロウロすること，注意をすると座ってはいるものの消しゴムを細かく削って遊ぶなどの手悪さが多いこと，何を聞いても「わからん」としか答えて

①この段階ですでに，心身症として発症しているととらえるべきです．何らかの心理社会的な抑圧があって，こうした身体症状が出ます．教師や保護者は，子どもが出すサインに早く気づいてやる必要があります．特に軽度MR児など発達上に何らかの問題を有する場合は，集団適応と同時に学業不振に早期に気づいて対応しないと，実にいろいろな問題が生じてきます．

くれず②，指導に苦慮していることを聞かされました．母親は驚いて，「家庭でも注意をします」と答えました．さっそく，母親は父親にそのことを伝え，厳しく叱ってもらいました③．翌朝より，S君は明らかに登校をしぶるようになったのです．また，教室でも担任に対してふてくされたような態度をとることが多く④なり，その分注意を受けることも増えました．連絡帳には「今日はこんな行動があり，困りました」とか「今日も落ち着きがなく，席を立ち，注意しても指示を聞くことができませんでした」という記載が多くなりました．母親はその都度S君を問いつめたり，叱ったりする⑤のですが，いっこうに改善されませんでした．朝，腹痛や頭痛を訴えることも多くなり，母親は養護教諭に相談することにしました．養護教諭は，すでに心身症ともいうべき状態ではないかと考え，医療機関を受診することを勧めました⑥．また，教務主任，担任と養護教諭の三者で話し合いを行いました⑦．教務主任は学習についていけなくて勉強する意欲を失っているのが原因ではないかという指摘をしました．その指摘に担任は思い当たることがいくつもありました．話し合いの結果，個別的にかかわる時間を設けてみる⑧こととし，保護者の了解

②運動会などの機会に，学校の様子を保護者に伝えることは必要なことでしょう．学年の途中からこのような行動がみられるようになったら，すでに授業についていけなくてやる気を失っているということに気づかねばなりません．
③叱っても何の解決にもなりません．
④学年の途中から出現したこんな行動は，ADHDと考えるのではなく，何らかの原因による二次的な行動ととらえます．

⑤こういった悪循環は避けたいものです．

⑥養護教諭が保護者の窓口になることは多いものです．
⑦「心身症かもしれない」と伝えるのではなく，「痛みに対しては手当てが必要ですよ」と伝えるとよいでしょう．また，校内で対処について話し合いを行うようにします．
⑧努力型で従順なタイプの子は，初めは何とかがんばっていますが，やがて疲れてきます．個別の時間をつくり，その子に合わせたペースで学習を進めると，達成感が得られ生き生きとしてくることが多いのです．

を得たうえで，教頭と教務主任がその時間を捻出してくれることになりました．個別の時間では，S君が比較的得意な計算課題を中心として行い，少しゲームの時間も設定しました．同時に家庭では，叱る頻度を少なくし，笑顔が多くみられるようなかかわりをしてもらう⑨ように話をしました．

　効果はすぐにあわられ，朝の腹痛が減少しました⑩．学校でも笑顔が多くなり，積極的に話し掛けてくることも増えました．教室でも離席はしなくなりましたが，反面，「個別の時間の方がいい」といい出すようになりました．**教務主任は，S君の理解力が劣っていることを見抜き**，校長や担任，障害児学級担任とも相談したうえで，母親に障害児学級での学習を勧めてみることにしました⑪．**教務主任を信頼するようになっていた母親は**，S君が幼児期から言葉が出るのが遅くて心配したこと，遊びも幼くてルールの理解も遅かったこと，そのために保健所へ発達の相談に通ったこと⑫などを話してくれました．

　しかし，障害児学級への入級は拒否しました．そこで校長，障害児学級担任と両親との話し合い⑬を持つことになりました．校長は，教頭や教務主任が時間を捻出するにも限界があることを伝え，今すぐに学籍を移すこ

⑨学校での対応のほか，家庭でしてもらうことも明確に伝えます．

⑩居場所を得ると子どもは見違えるように生き生きとしてきます．

⑪ほとんどの教師は知的に遅れていることを見抜いています．しかし，どのように対処すべきかという方略を知らないことが少なくありません．教え方を工夫するだけでは対処できない場合，教育環境を変えてみることも必要です．

⑫保護者が信頼を寄せるといろいろな情報が出てきます．

⑬教育環境をどうすべきかについては，管理職が指導力を発揮すべきです．ただ，学校の都合を優先させると保護者の信頼を得ることは困難になります．

とはできないので，このままで国語と算数を障害児学級で勉強させてはどうかという提案⑭をしました．「それなら」と両親は了解し，障害児学級での個別的なかかわりを部分的に行うという体制が整いました．

　母親は，心身症の治療に通っている小児科医⑮に発達が遅く，学校で障害児学級での学習も行っていると相談しました．小児科医は，今の環境によって症状が落ち着いていること，勉強ばかり強いると再び同じ状態になるかもしれないことを伝えました．そして，子どもの特性を理解することも大切なので，くわしい知能検査を受けてみたらどうかと勧めました．母親は同意し，S君はWISC-III知能検査を受けました．知能指数は66，言語性指数は64，動作性指数は72⑯でした．主治医は軽度MRであることを告げました．

　2年生は大過なく過ごせましたが，3年生になって学校から，新1年生に知的障害と多動のある子どもが入学してきたので昨年度と同じ体制はとれなくなったと伝えられました⑰．両親は，これまでの体制をとってほしいと依頼しましたが，障害児学級担任が対処しきれず，S君に個別の時間を設けることが困難であるという理由⑱で，両親の希望は叶えられませんでした．全面的に通常学級で学

⑭このような対応は公式には認可されていません．不適応を防止するために校長の裁量で行った処置です．障害児学級だけでなく適応指導教室の利用なども考えられます．

⑮心身医療にかかわる医師，臨床心理士などは，発達障害に関する知識と技能を一通り習得しておく必要があります．

⑯ 50 ≦ IQ < 70 で，かつ適応力が低い場合を軽度 MR と診断します．とくに言語性指数が低い場合には，学業不振が著しいことが多いのです．指数だけでなく，その内容についても保護者にくわしく説明するとよいでしょう．

⑰年度替わりで学校の体制が変わり，新年度で仕切り直しということも多くみられます．

⑱障害児学級担任は受け持っている児童数が少なくても，子どものタイプによっては，指導に困難を感じていることが多いのです．学校全体で支援する意識や体制がないと児童も先生も疲弊してしまいます．

習することになったS君は，以前のような離席はないものの，授業中に活気がなくぼーっとしていたり，手悪さをして過ごすことが多くなりました．その様子を聞いた障害児学級担任と養護教諭は，母親に来年度から障害児学級で個別的な教育を受けることを勧めました．そのためには，夏の就学指導委員会に提案する必要がある[19]ことを伝えました．しかし，両親の承諾は得られませんでした[20]．

その後，S君は通常学級に在籍したまま，6年生に進み，中学校への進学をきっかけに障害児学級に入級しています．

[19]在校生の就学指導委員会は，通常，夏休み期間中に開かれます．したがって，次年度の入級を決めるには1学期の間に保護者と相談しておく必要があります．

[20]両親はまだS君が軽度MRであるということが受容できていません．診断の遅れが両親の障害受容の遅れにつながっています．

解説

知的な発達に遅れのある児童では，小学校の低学年のうちに多くの困難を示してきます．最も多いのが，学業不振です．LDと違って，多くの教科で困難を示してきますし，教科学習以外の活動においても，指示理解が不良であったり，勘違いが多かったりします．落ち着きがないなどの行動上の問題があれば，学校でも早くから問題視されますが，従順でひたすら大人の顔色をうかがっている子どもでは，担任の先生も「まあ，いいか」ということになってしまいます．

そして，小学校の中学年以降になると，勉強はわからない，宿題はある，同級生とは遊びの質が違ってしまっている，など多くの場面で困難に直面す

ることになり，症例13のように二次的な不適応を起こしてきます．これは，自己表現が十分にできないこうした子どもたちの声にならない声なのです．軽度MRの子どもは，ADHD，LD，HFPDDよりもずっと多く存在しています．そして通常の教室にいて，声なき声をあげているのです．

　保健指導の第一歩は，こうした子どもたちの存在に気づいてあげることでしょう．そして，子どもの本質を保護者，教育関係者が理解し，軽度MR児の居場所を準備することです．自分を出すことのできる場がみつかると，軽度MR児は，みちがえるように生き生きとしてきます．

　本来であれば，幼児期のうちに発達の遅さを保護者に十分に理解してもらうことが必要です．保護者の認識が遅ければ遅いほど，障害の受け入れが十分でなく，二次障害をきたしやすくなります．

　また，保護者の発達障害の受け入れに関する感情は，図8に示したように，螺旋型を描くようです．わが子の障害を受け入れる気持ちと否定的になる気持ちとが螺旋を描いて交互にあらわれてくるというものです．保護者の胸には，このような相反する想いが去来していることを知っておかないと，「あの親はわかっていない」という言葉になってしまいます．これでは，保護者と子どもを含めて支援することなどできません．障害児の医療・福祉・教育にかかわるすべての職種の人が心にとめておきたいものです．

指導のポイント

　軽度MRの保健指導は，本当に難しいものです．なぜならば，決して理解力がよくないことを子ども自身がわかっているからです．きっとつらいと感じることが多いのでしょう．みんなと同じようにやりたいし，成功体験も持ちたいのに，やってもうまくいかないのですから．このつらさに共感することが，保健指導の第一歩です．この共感のうえに立って指導を行わないと，どんな言葉も押しつけがましくなってしまい，保護者や子どもからの反

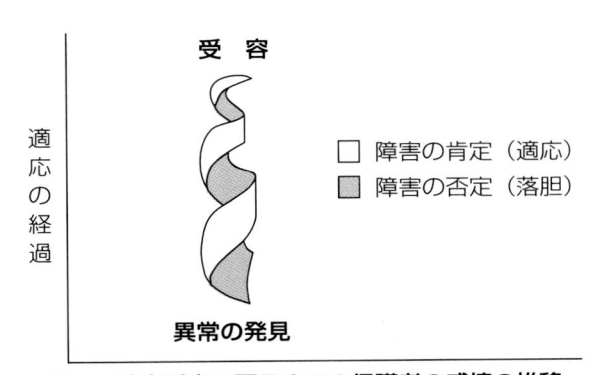

図8 障害受容に至るまでの保護者の感情の推移
(中田洋二郎：親の障害の認識と受容と関する考察—受容の段階説と慢性的悲哀—．早稲田心理学年報 27：1995 より．福島大学中田洋二郎氏の許可を得て掲載)

発を買うだけに終わってしまいます．

　前述したように軽度MRの児童は，ADHDやLD，HFPDDよりもずっと多く存在していますので，養護教諭としては最もケアすべき子どもたちとなります．症例13にみられる教室での不適応行動や心身症は，「勉強が難しくてわからない，いろんなことがうまくいかない，何とかしてくれ」という言葉なのです．その解決の第一歩として保健室という居場所を提供することは大きな意味があります．保健室は，ここならできない自分を衆目にさらさなくていいという隠れ家のようなものです．こうした子どもたちに，たとえ保護者からの希望があったとしても，学習の補習をさせるようなことは避けたいものです．

　保健室を居場所にしたから，問題が解決するわけではありません．担任教師や指導主事と相談し，子どもの理解力の評価などを行う，あるいは必要に応じて医療機関への受診を勧めるのも養護教諭の仕事となります．知的な理解力だけでなく，集団への適応能力も加味しながら，軽度MR児の学ぶ場

所を探す手助けが必要になります．大きな小学校では，さまざまな種類の障害児学級があります．こうした障害児学級の保護者を対象に，懇話会などを開いて，家庭での様子，保護者の障害受容の程度，学校へ期待するものなど話し合うことをお勧めします．これを継続すると，相互理解が高まりますし，障害児学級担任以外へも理解が波及するなど思わぬ効果が期待できます．

鳥取大学教育地域科学部人間教育講座　**小枝達也**

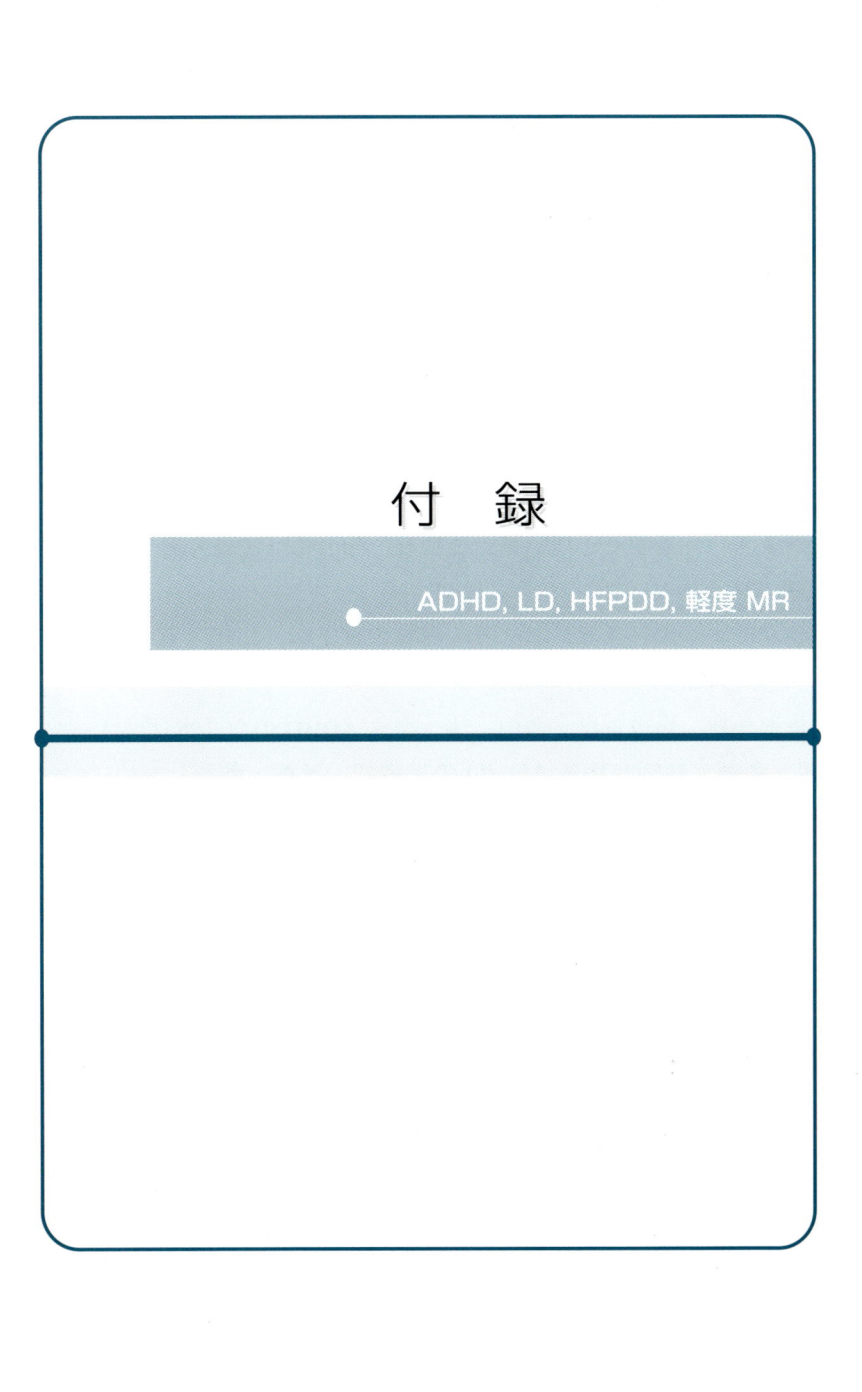

付　録

ADHD, LD, HFPDD, 軽度 MR

参考図書

1 ADHD 関連

（1）石崎朝世「落ち着きのない子どもたち　多動症候群への理解と対応」，すずき出版，東京，1995．
（2）宮尾益知「自分をコントロールできないこどもたち　注意欠陥/多動性障害（ADHD）とは何か？」，講談社，東京，2000．
（3）マーク・セリコウィッツ著，中根　晃，山田佐登留訳「ADHD（注意欠陥多動性障害）の子どもたち」，金剛出版，東京，2000．
（4）榊原洋一「集中できない子どもたち　ADHD（注意欠陥・多動性障害）なんでもQ&A」，小学館，東京，2000．
（5）ラッセル・A・バークレー著，海輪由香子訳，山田　寛監修「ADHDのすべて」，VOICE，東京，2001．
（6）楠本伸枝，岩坂英巳，西田　清，奈良ADHDの会「ポップコーン」編著「親と医師，教師が語るADHDの子育て・医療・教育」，クリエイツかもがわ，京都，2002．

2 LD 関連

（7）中根　晃，加藤醇子編集「わかるLDシリーズ　LDと医療」，日本文化科学社，東京，2000．

3 HFPDD 関連

（8）杉山登志郎「発達障害の豊かな世界」，日本評論社，東京，2000．
（9）トニー・アトウッド著，冨田真紀，内山登紀夫，鈴木正子訳「ガイドブック　アスペルガー症候群　親と専門家のために」，東京書籍，東京，1999．

4 その他

(10) 中根允文，岡崎祐士，藤原妙子訳「ICD-10　精神および行動の障害 DCR 研究用診断基準」，医学書院，東京，1994.
(11) 高橋三郎，大野　裕，染矢俊幸訳「DSM-IV-TR　精神疾患の分類と診断の手引き」，医学書院，東京，2002.
(12) JSPP（日本小児精神医学研究会）編集委員会編集「学校における子どものメンタルヘルス対策マニュアル」，ひとなる書房，東京，2001.
(13) 中田洋二郎「子どもの障害をどう受容するか　家族支援と援助者の役割」，大月書店，東京，2002.

鳥取大学教育地域科学部人間教育講座　**小枝達也**

診断基準

1 ADHD の診断基準（DSM-IV-TR，参考図書 11 より引用）

A．（1）か（2）のどちらか：
　（1）　以下の**不注意**の症状のうち 6 つ（またはそれ以上）が少なくとも 6 カ月間持続したことがあり，その程度は不適応的で，発達の水準に相応しないもの：

〈不注意〉
　　　（a）　学業，仕事，またはその他の活動において，しばしば綿密に注意することができない，または不注意な過ちをおかす．
　　　（b）　課題または遊びの活動で注意を持続することがしばしば困難である．
　　　（c）　直接話しかけられたときにしばしば聞いていないように見える．
　　　（d）　しばしば指示に従えず，学業，用事，または職場での義務をやり遂げることができない（反抗的な行動，または指示を理解できないためではなく）．
　　　（e）　課題や活動を順序立てることがしばしば困難である．
　　　（f）　（学業や宿題のような）精神的努力の持続を要する課題に従事することをしばしば避ける，嫌う，またはいやいや行う．
　　　（g）　課題や活動に必要なもの（例：おもちゃ，学校の宿題，鉛筆，本，または道具）をしばしばなくす．
　　　（h）　しばしば外からの刺激によって容易に注意をそらされる．
　　　（i）　しばしば毎日の活動を忘れてしまう．
　（2）　以下の**多動性‐衝動性**の症状のうち 6 つ（またはそれ以上）が少なくとも 6 カ月以上持続したことがあり，その程度は不適応的で，発達水準に相応しない：

〈多動性〉
- （a） しばしば手足をそわそわと動かし，またはいすの上でもじもじする．
- （b） しばしば教室や，その他，座っていることを要求される状況で席を離れる．
- （c） しばしば，不適切な状況で，余計に走り回ったり高い所へ上ったりする（青年または成人では落ち着かない感じの自覚のみに限られるかもしれない）．
- （d） しばしば静かに遊んだり余暇活動につくことができない．
- （e） しばしば"じっとしていない"，またはまるで"エンジンで動かされるように"行動する．
- （f） しばしばしゃべりすぎる．

〈衝動性〉
- （g） しばしば質問が終わる前に出し抜けに答え始めてしまう．
- （h） しばしば順番を待つことが困難である．
- （i） しばしば他人を妨害し，邪魔する（例：会話やゲームに干渉する）．

B. 多動性－衝動性または不注意の症状のいくつかが7歳以前に存在し，障害を引き起こしている．

C. これらの症状による障害が2つ以上の状況〔例：学校（または職場）と家庭〕において存在する．

D. 社会的，学業的，または職業的機能において，臨床的に著しい障害が存在するという明確な証拠が存在しなければならない．

E. その症状は広汎性発達障害，精神分裂病，または他の精神病性障害の経過中にのみ起こるものではなく，他の精神疾患（例：気分障害，不安障害，解離性障害，または人格障害）ではうまく説明されない．

2　反抗挑戦性障害の診断基準（DSM-IV-TR，参考図書11より引用）

A. 少なくとも6カ月持続する拒絶的，反抗的，挑戦的な行動様式で，以下のうち4つ（またはそれ以上）が存在する．

(1) しばしばかんしゃくを起こす．
(2) しばしば大人と口論をする．
(3) しばしば大人の要求，または規則に従うことに積極的に反抗または拒否する．
(4) しばしば故意に他人をいらだたせる．
(5) しばしば自分の失敗，不作法を他人のせいにする．
(6) しばしば神経過敏または他人からイライラさせられやすい．
(7) しばしば怒り，腹を立てる．
(8) しばしば意地悪で執念深い．

注：その問題行動が，その対象年齢および発達水準の人に普通認められるよりも頻繁に起こる場合にのみ，基準が満たされたとみなすこと．

B. その行動上の障害は，社会的，学業的，または職業的機能に臨床的に著しい障害を引き起こしている．

C. その行動上の障害は，精神病性障害または気分障害の経過中にのみ起こるものではない．

D. 行為障害の基準を満たさず，またその者が18歳以上の場合，反社会性人格障害の基準は満たさない．

3 行為障害の診断基準（DSM-IV-TR，参考図書11より引用）

A. 他者の基本的人権または年齢相応の主要な社会的規範または規則を侵害することが反復し持続する行動様式で，以下の基準の3つ（またはそれ以上）が過去12カ月の間に存在し，基準の少なくとも1つは過去6カ月の間に存在したことによって明らかとなる．

〈人や動物に対する攻撃性〉
(1) しばしば他人をいじめ，脅迫し，威嚇する．
(2) しばしば取っ組み合いの喧嘩を始める．
(3) 他人に重大な身体的危害を与えるような武器を使用したことがある（例：バット，煉瓦，割れた瓶，ナイフ，銃）．

(4) 人に対して残酷な身体的暴力を加えたことがある．
(5) 動物に対して残酷な身体的暴力を加えたことがある．
(6) 被害者の面前での盗みをしたことがある（例：人に襲いかかる強盗，ひったくり，強奪，武器を使っての強盗）．
(7) 性行為を強いたことがある．

〈所有物の破壊〉
(8) 重大な損害を与えるために故意に放火したことがある．
(9) 故意に他人の所有物を破壊したことがある（放火以外で）．

〈嘘をつくことや窃盗〉
(10) 他人の住居，建造物，または車に侵入したことがある．
(11) 物や行為を得たり，または義務を逃れるためしばしば嘘をつく（すなわち，他人を"だます"）．
(12) 被害者の面前ではなく，多少価値のある物品を盗んだことがある（例：万引き，ただし破壊や侵入のないもの；偽造）．

〈重大な規則違反〉
(13) 親の禁止にもかかわらず，しばしば夜遅く外出する行為が13歳以前から始まる．
(14) 親または親代わりの人の家に住み，一晩中，家を空けたことが少なくとも2回あった（または，長期にわたって家に帰らないことが1回）．
(15) しばしば学校を怠ける行為が13歳以前から始まる．

B．この行動の障害が臨床的に著しい社会的，学業的，または職業的機能の障害を引き起こしている．

C．その他が18歳以上の場合，反社会性人格障害の基準を満たさない．

4 LDの診断基準（DSM-IV-TR，参考図書11より引用）

読字障害

A．読みの正確さと理解力についての個別施行による標準化検査で測定された読みの到達度が，その人の生活年齢，測定された知能，年齢相応の教育の程度

に応じて期待されるものより十分に低い．
B．基準Aの障害が読字能力を必要とする学業成績や日常の活動を著明に妨害している．
C．感覚器の欠陥が存在する場合，読みの困難は通常それに伴うものより過剰である．

算数障害
A．個別施行による標準化検査で測定された算数の能力が，その人の生活年齢，測定された知能，年齢に相応の教育の程度に応じて期待されるものよりも十分に低い．
B．基準Aの障害が算数能力を必要とする学業成績や日常の活動を著明に妨害している．
C．感覚器の欠陥が存在する場合，算数能力の困難は通常それに伴うものより過剰である．

書字表出障害
A．個別施行による標準化検査（あるいは書字能力の機能的評価）で測定された書字能力が，その人の生活年齢，測定された知能，年齢相応の教育の程度に応じて期待されるものより十分に低い．
B．基準Aの障害が文章を書くことを必要とする学業成績や日常の活動（例：文法的に正しい文や構成された短い記事を書くこと）を著明に妨害している．
C．感覚器の欠陥が存在する場合，書字能力の困難が通常それに伴うものより過剰である．

特定不能の学習障害
このカテゴリーは，どの特定の学習障害の基準も満たさない学習の障害のためのものである．このカテゴリーには，3つの領域（読字，算数，書字表出）のすべてにおける問題があって，個々の技能を測定する検査での成績は，その人の生活年齢，測定された知能，年齢相応の教育の程度に応じて期待されるもの

より十分に低いわけではないが，一緒になって，学業成績を著明に妨害しているものを含めてもよい．

5 LD の診断基準(ICD-10，参考図書 10 より引用)

特異的読字障害
A. （1）または（2）のいずれかがあること．
   - （1） 読みの正確さと理解力が，その小児の暦年齢と全体的な知能を基にして期待される水準から，少なくとも 2 標準偏差劣る．このさい，読字能力と IQ は，その小児の文化・教育体系において標準化された検査を個別に施行した評価を用いておくこと．
   - （2） 過去に重度な読字困難の既往があった，または幼い頃の検査が基準 A（1）に該当していたことに加えて，綴字検査の成績が，その小児の暦年齢と IQ を基にして期待される水準から少なくとも 2 標準偏差劣る．
B. 基準 A 項の障害のために，読字能力を要する学業の成績あるいは日常生活の活動に明らかな支障をきたしていること．
C. 視聴覚能力の障害または神経学的障害に直接起因するものではないこと．
D. 平均的に期待される範囲の就学歴であること（つまり著しく不適切な教育歴ではない）．
E. 主要な除外基準：標準化された検査を個別に施行して，IQ が 70 以下．

特異的書字障害
A. 標準化された書字検査における評点が，その小児の暦年齢と全体的な知能を基にして期待される水準から，少なくとも 2 標準偏差以下である．
B. 読字の正確さと理解力および計算力の評点は，正常範囲内であること（平均から±2 標準偏差以内）．
C. 重度な読字困難の病歴がないこと．
D. 平均的に期待される範囲の就学歴であること（つまり著しく不適切な教育歴

ではない）．
E. 書字学習の早い段階から書字困難が存在すること．
F. 基準 A 項の障害のために，書字能力を要する学業の成績あるいは日常生活の活動に明らかな支障をきたしていること．
G. 主要な除外基準：標準化された検査を個別に施行して，IQ が 70 以下．

特異的算数能力障害
A. 標準化された算数検査における評点が，その小児の暦年齢と全体的な知能を基にして期待される水準から，少なくとも 2 標準偏差以下である．
B. 読字の正確さと理解力および書字能力の評点は，正常範囲内であること（平均から ± 2 標準偏差以内）．
C. 重度な読字困難または書字困難の病歴がないこと．
D. 平均的に期待される範囲の就学歴であること（つまり著しく不適切な教育歴ではない）．
E. 算数学習の早い段階から算数の困難が存在すること．
F. 基準 A 項の障害のために，算数能力を要する学業の成績あるいは日常生活の活動に明らかな支障をきたしていること．
G. 主要な除外基準：標準化された検査を個別に施行して，IQ が 70 以下．

6　LD 等の調査協力研究者会議（文部省）の定義

　学習障害とは，基本的には全般的な知的発達には遅れはないが，聞く，話す，読む，書く，計算する，推論する能力のうち特定のものの習得と使用に著しい困難を示す様々な状態を指すものである．学習障害は，その原因として，中枢神経系に何らかの機能障害があると推定されるが，視覚障害，聴覚障害，知的障害，情緒障害などの障害や，環境的な要因が直接の原因となるものではない．
（平成 11 年 7 月「学習障害及びこれに類似する学習上の困難を有する児童生徒の指導方法に関する調査研究協力者会議」報告より引用）

鳥取大学教育地域科学部人間教育講座　　**小枝達也**

Index

■ 欧 文

ADHD（注意欠陥多動性障害）　8, 24,86,92,119
HFPDD（広汎性発達障害）　22,25, 56,103,135
LD（学習障害）　16,24,25,95,128
MR（精神遅滞）　27,53

■ 和 文

あ

愛着行動　76
愛着の形成　80
アスペルガー症候群　22,23,24, 25,58,106,136
遊びの教室　91

お

落ち着きがない　42,44

か

学業不振　143
学習障害（LD）　16,24,25,95,128
学童　119
学校不適応　5
家庭訪問　87

カルバマゼピン　124
かんしゃく　38,40

き

機能評定尺度　93
強迫神経症　54,57,63,64

け

計算障害　101
軽度 MR　29,31,111,115,117,143,148
軽度の発達障害　2,5
言語理解　34

こ

行為障害　14,47,49,125
高機能自閉症　22,106
攻撃的行為　46
抗てんかん薬　42
行動変容療法　10
行動療法　94,125,137
広汎性発達障害（HFPDD）　22,25,56,103,135
心の理論　138,140
こだわり　54,56
言葉の遅れ　36,68
孤立型　140

161

さ

作業療法士　74
算数計算障害　17

し

視覚認知能力　101
自傷行為　56
視線の合いにくさ　26
自閉症　26
社会不適応　5
就学指導委員会　147
就学前発達相談　6
受動型　140
障害児学級　145
障害受容　149,150
常同行為　55,56
小児崩壊性障害　23
書字障害　17
心身症　143,144,146,149
身体疾患　42,45

せ

生活指導　94
精神遅滞（MR）　27,53
積極奇異型　140
選択的緘黙　59,61,118
専門家チーム　133

そ

挿間性抑制欠如症候群　47

た

ダウン症候群　28
多動　23,42
多動性/衝動性優勢型　92,125
多弁　35

ち

チック　15
知的障害　27
知的能力　27
知能検査　31
中枢神経刺激薬　45
聴覚障害（難聴）　50,52,66,68

て

ディスレキシア（読字障害）　17
適応障害　27
適応能力　3

と

同一性保持　62
トゥーレット症候群　15
読字障害（ディスレキシア）　17

な

難聴（聴覚障害）　50,52,66,68

に

乳幼児健診　3

の

脳性麻痺　70

は

発達検査　31
発達性協調運動障害　70,72
発達相談　6
発達相談センター　89
パニック　38,40,103,136,138
反抗挑戦性障害　14,47,49,125
反応性愛着障害　59,61

ひ

被虐待児　38,49
一人遊び　109

ふ

不器用　23,70,74,105
不注意優勢型　116,124
不適応行動　149
分離不安　62,65

へ

ペアレント・トレーニング　10
偏食　82

ほ

保育士　88,92
保健師　86,87,89,92,103,112
保健指導　148

ま

マイペース　135

み

未熟児　98,101

め

メチルフェニデート　10,124

も

文部科学省　132

や

薬物療法　10
やりとり遊び　37

よ

養護教諭　136,144,149
幼児　86
幼稚園教諭　92
読み書き障害　98

わ

ワークシステム　45

著者紹介

小枝　達也（こえだ　たつや）

1984 年　鳥取大学医学部卒業
1996 年　鳥取大学医学部脳神経小児科助教授
1998 年　鳥取大学教育学部学校教育講座教授
1999 年　鳥取大学教育地域科学部人間教育講座教授
専門は，小児神経学，小児神経心理学．
日本小児神経学会評議員，日本認知神経科学会評議員．
日本小児科学会専門医，日本小児神経学会専門医．
主な著書は，「学校における子どものメンタルヘルス対策マニュアル」（共著：ひとなる書房）など．

加我　牧子（かが　まきこ）

1973 年　東京大学医学部卒業
1986 年　国立精神・神経センター精神保健研究所知的障害部診断研究室長
1992 年　同　知的障害部長
専門は，小児科学，小児神経学，臨床神経生理学．
日本小児神経学会評議員，日本臨床神経生理学会評議員，日本認知神経科学会評議員，日本赤ちゃん学会評議員．
日本小児科学会専門医，日本小児神経学会専門医，日本てんかん学会臨床専門医．
主な著書は，「新版　小児のことばの障害」（編著：医歯薬出版）など．

杉山　登志郎（すぎやま　としろう）

1976 年　久留米大学医学部卒業
1983 年　愛知県心身障害者コロニー中央病院精神科医長
1989 年　名古屋大学医学部精神科助手
1995 年　静岡大学教育学部教授、名古屋大学医学部非常勤講師
2001 年　あいち小児保健医療総合センター保健センター長兼心療科部長
専門は，児童青年精神医学．
日本児童青年精神医学会評議員，日本小児精神神経学会常務理事，日本発達障害学会理事，日本乳幼児医学・心理学学会評議員，日本心身医学会代議員，発達障害療育研究会幹事．
日本児童青年精神医学会認定医．
主な著書は，「子ども虐待―その発見と初期対応」（共著：母子保健事業団），「発達障害の豊かな世界」（日本評論社）など．

橋本　俊顕（はしもと　としあき）
1969年　徳島大学医学部卒業
1988年　徳島大学医学部小児科助教授
1995年　国立精神・神経センター武蔵病院心理・指導部長
1998年　鳴門教育大学障害児教育講座教授　現在に至る
2000月　鳴門教育大学附属養護学校校長併任
専門は，小児神経学，神経生理，自閉症の発症機序．
日本小児神経学会理事，日本てんかん学会評議員．
日本小児科学会専門医，日本小児神経学会認定医，日本神経学会認定医．
主な著書は，「胎児・新生児の神経学」（共著：メディカ出版），「睡眠学ハンドブック」（共著：朝倉書店）など．

原　　仁（はら　ひとし）
1976年　千葉大学医学部卒業
1986年　東京女子医科大学小児科講師
1986年　国立精神・神経センター精神保健研究所精神薄弱部治療研究室長
1994年　国立特殊教育総合研究所病弱教育研究部長
専門は，小児神経学，発達障害医学，極低出生体重児の予後研究．
日本小児神経学会評議員，日本発達障害学会理事，日本LD学会常任理事．
日本小児科学会専門医，日本小児神経学会専門医，日本てんかん学会臨床専門医．
主な著書は，「ADHD臨床ハンドブック」（共著：金剛出版），「療育技法マニュアル 11 療育援助の基礎」（神奈川県立児童医療福祉財団）など．

宮本　信也（みやもと　しんや）
1978年　金沢大学医学部卒業
1991年　筑波大学心身障害学系助教授
1998年　同　教授
専門は，発達行動小児科学，子ども虐待への対応，高機能自閉症への対応．
日本小児心身医学会常任理事，日本小児精神神経学会常務理事，日本LD学会常任理事，日本子どもの虐待防止研究会理事，日本心身医学会代議員，日本発達障害学会評議員．
日本小児科学会専門医，日本小児神経学会専門医，日本心身医学会認定医．
主な著書は「子ども虐待―その発達と初期対応」（共著：母子保健事業団），「改訂　乳幼児から学童前期のこころのクリニック―臨床小児精神医学入門―」（安田生命社会事業団）など．

・本書の複製権・翻訳権・上映権・譲渡権・公衆送信権（送信可能化権を含む）は株式会社診断と治療社が保有します．
・JCOPY〈(社)出版者著作権管理機構 委託出版物〉
本書の無断複写は著作権法上での例外を除き禁じられています．複写される場合は，そのつど事前に，(社)出版者著作権管理機構（電話 03-3513-6969，FAX 03-3513-6979，e-mail: info@jcopy.or.jp）の許諾を得てください．

ADHD，LD，HFPDD，軽度MR児保健指導マニュアル
——ちょっと気になる子どもたちへの贈りもの　　ISBN978-4-7878-1249-0

2002年 6 月20日　初版第 1 刷発行	2005年 2 月 1 日　初版第 7 刷発行
2002年 8 月30日　初版第 2 刷発行	2005年 7 月20日　初版第 8 刷発行
2002年10月18日　初版第 3 刷発行	2006年 4 月24日　初版第 9 刷発行
2003年 3 月14日　初版第 4 刷発行	2007年 2 月28日　初版第10刷発行
2003年 8 月25日　初版第 5 刷発行	2008年10月 7 日　初版第11刷発行
2004年 5 月31日　初版第 6 刷発行	2009年11月18日　初版第12刷発行

定　　価　（本体 2,300 円＋税）

編 著 者　小枝達也（こえだたつや）
発 行 者　藤実彰一
発 行 所　株式会社　診断と治療社
　　　　　〒100-0014　東京都千代田区永田町 2-14-2　山王グランドビル 4 階
　　　　　TEL 03-3580-2770（営業）　　03-3580-2750（編集）
　　　　　FAX 03-3580-2776
　　　　　E-mail : hen@shindan.co.jp（編集）
　　　　　　　　　eigyobu@shindan.co.jp（注文）
　　　　　URL : http://www.shindan.co.jp
　　　　　振替　00170-9-30203

イラスト　竹内いづみ
印刷・製本　新富印刷株式会社
用　　紙　柏原紙商事株式会社

© Tatsuya KOEDA, 2002. Printed in Japan.　　　　　　　　　　　　　　　［検印省略］
落丁・乱丁の場合はお取り替えいたします．

5歳児健診

－発達障害の診療・指導エッセンス－

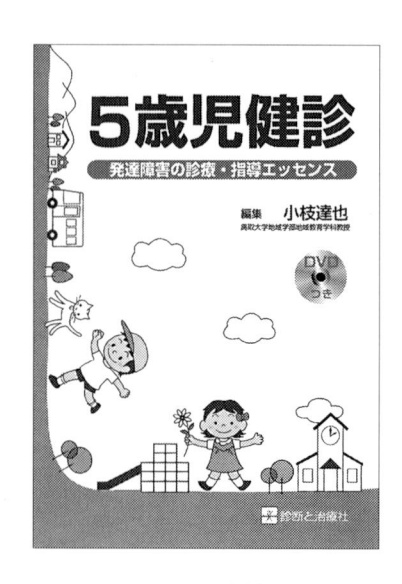

鳥取大学地域学部地域教育学科教授　**小枝達也**　編

■ A5判　136頁　定価4,830円（本体4,600円）税5%　ISBN978-4-7878-1387-9　DVD付

5歳児健診という新しい健診の診察方法とその後の支援，助言ノウハウを解説した初めての書籍．軽度の発達障害児の診療に関するコツが満載．診察方法を収録したDVD付．

〈目　次〉

第1章　発達障害と適正発見	第6章　事後相談と学校教育との連携
第2章　5歳児健診における診察法	第7章　医師から保護者へのアドバイス
第3章　5歳児健診の実際	第8章　医師から保育士・教師へのアドバイス
第4章　地域資源を活用した気づき	第9章　症例から学ぶ気づきと支援のエッセンス
第5章　就学前児の行動評価尺度	第10章　薬物療法

診断と治療社

〒100-0014　東京都千代田区永田町2-14-2山王グランドビル4F
電話 03（3580）2770　FAX 03（3580）2776
http://www.shindan.co.jp／
E-mail:eigyobu@shindan.co.jp

みんなに知ってもらいたい
発達障害

医学博士 平岩幹男 著

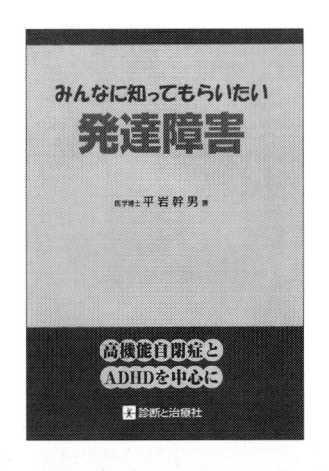

発達障害を正しく診断・理解し，さらに教育・療育・支援・共生について，医療関係者をはじめ教育関係者，心理職，患者・家族にもよく理解できるよう，わかりやすく記されている．

■A5判　248頁
定価2,940円（本体2,800円）税5%
ISBN978-4-7878-1567-5

目　次

- 序章　ロマネ・コンティ
- 第1章　発達障害の理解
- 第2章　アスペルガー症候群と言われ，ADHDとも言われた健太君の話
- 第3章　大人の高機能自閉症，勇作君の今までとこれから
- 第4章　ADHDと診断のついた明君の話
- 第5章　高機能自閉症をめぐって
- 第6章　ADHDをめぐって
- 第7章　学習障害をめぐって
- 第8章　保育園，幼稚園，学校での発達障害のお子さんたちへの対応
- 第9章　お母さんたちへのメッセージ
- あとがきにかえて「梁塵秘抄」から「金子みすゞ」へ

診断と治療社

〒100-0014　東京都千代田区永田町2-14-2山王グランドビル4F
電話 03(3580)2770　FAX 03(3580)2776
http://www.shindan.co.jp/
E-mail:eigyobu@shindan.co.jp

アスペルガー障害とライフステージ
－発達障害臨床からみた理解と支援－

青山学院大学文学部教育学科教授　古荘純一
京都大学医学部精神医学教室院内講師　岡田　俊　著

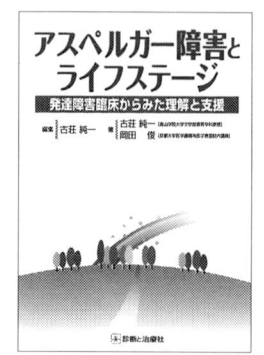

発達障害と診断された子どもは，その中核症状とそれに関連した症状を抱えながら大人になっていく．家庭・学校・社会で周囲とよりよい関係を築くためには，ライフステージの変化にあわせた支援が必要とされる．"まれではない"アスペルガー障害について，著者らの豊富な臨床経験と学説に基づき，各ライフステージに合わせた具体的な理解と支援の実際について，解説する．事例やコラム，トピックスも充実した待望の一冊．

■A5判　248頁
定価4,410円（本体4,200円）税5%
ISBN978-4-7878-1578-1

目 次

第1章　アスペルガー障害とは
Ⅰ　ハンス・アスペルガーとアスペルガー障害
Ⅱ　発達障害としてのアスペルガー障害の位置付け
Ⅲ　疫学調査
Ⅳ　基本症状の理解
Ⅴ　診断的特徴
Ⅵ　医療的問題の分類
Ⅶ　薬物治療総論
Ⅷ　不十分な現在の支援体制
第2章　アスペルガー障害と乳幼児期
Ⅰ　中核症状
Ⅱ　二次合併症
Ⅲ　早期発見と留意点
Ⅳ　乳幼児期からの支援
Ⅴ　家族の支援
第3章　アスペルガー障害と学童期

Ⅰ　中核症状
Ⅱ　二次合併症――関連症状
Ⅲ　二次合併症――併存障害
Ⅳ　AD/HDとアスペルガー障害の診断上の相違
Ⅴ　薬物治療各論
Ⅵ　病名の告知
Ⅶ　学童期の支援――学校生活を中心として
第4章　アスペルガー障害と思春期
Ⅰ　中核症状
Ⅱ　二次合併症
Ⅲ　思春期の支援
第5章　アスペルガー障害と青年期
Ⅰ　中核症状
Ⅱ　二次合併症
Ⅲ　大学生活の問題
Ⅳ　就労支援

Ⅴ　アスペルガー障害と引きこもり
第6章　アスペルガー障害と成人期・成育医療
Ⅰ　成人期の症状
Ⅱ　アスペルガー障害の人の結婚と子育て
Ⅲ　成人期にはじめて診断されるアスペルガー障害
Ⅳ　アスペルガー障害と成育医療
第7章　医療・教育・行政の連携
Ⅰ　特別支援教育
Ⅱ　発達障害者支援法
Ⅲ　社会福祉的支援
Ⅳ　医療と教育との連携
Ⅴ　医師ができること――医師の役割

診断と治療社

〒100-0014　東京都千代田区永田町2-14-2山王グランドビル4F
電話 03(3580)2770　FAX 03(3580)2776
http://www.shindan.co.jp/
E-mail:eigyobu@shindan.co.jp